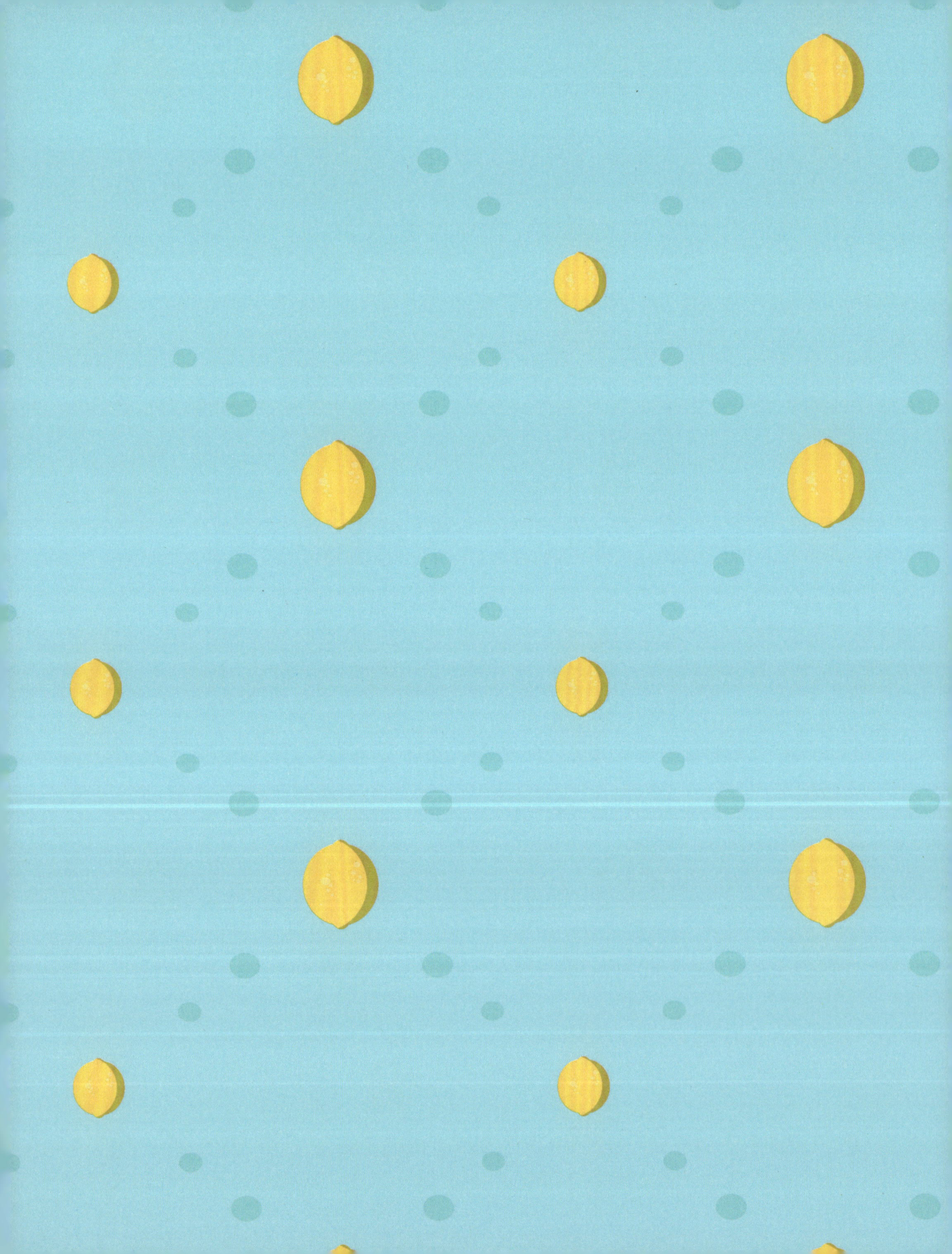

하루 한 장 치매 예방과
뇌 건강을 위한 작은 습관

사계절 건강과일 시니어 컬러링북

WG Contents Group 지음

북핀

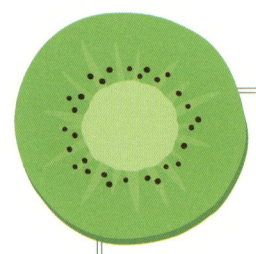

머리말

나이가 들수록 너무 쉽고 당연했던 것들이 조금씩 어렵게 느껴지는 인지 기능의 약화가 일어납니다. 노화로 인한 뇌 기능 저하와 여러 가지 외적, 내적 요인으로 발생하는 치매를 막을 수는 없지만 예방은 가능합니다.

취미활동이 이러한 인지 기능의 약화와 치매 위험을 줄이는 효과가 있다는 사실이 다양한 연구를 통해 밝혀지고 있습니다. 그중에서도 특히 손을 활용한 취미활동은 뇌 건강에 좋을 뿐만 아니라 소근육을 향상시켜 줍니다.

손을 흔히 제2의 두뇌라고 합니다. 많이 움직이고 운동할수록 두뇌를 자극하고 발달시킵니다. 호주 모나시대학교(Monash University) 연구진은 글쓰기 활동이나 그림 그리기가 치매에 걸릴 위험을 7~11% 낮춘다는 연구 결과를 발표한 바 있습니다.

수많은 두뇌활동 중에서 그림을 그리고 색칠하는 활동은 누구나 쉽게 할 수 있으면서도 그 효과가 검증된 탁월한 두뇌 활동입니다.

<사계절 건강 과일 시니어 컬러링북>은 우리가 사계절 내내 접할 수 있는 건강 과일과 각각의 과일에 어울리는 채소와 음식을 곁들여서 볼 수 있는 컬러링북입니다. 과일은 저마다 궁합이 맞는 음식이 있습니다. 컬러링북을 색칠하고 어울리는 음식을 써보면서 뇌와 손의 운동 능력도 키우고 어울리는 음식 또한 알아가는 재미가 있을 것입니다.

매일 맛있는 과일을 보고, 색칠하고, 글씨를 써보면서 기분 좋은 두뇌 자극을 느껴보는 행복한 시간이 되시길 바랍니다.

목차

봄

1 딸기 & 우유
2 레몬 & 녹차
3 체리 & 멜론
4 블루베리 & 요거트
5 살구 & 오렌지
6 매실 & 마늘
7 완두콩 & 당근

여름

8 수박 & 자두
9 포도 & 비트
10 복숭아 & 파인애플
11 참외 & 파프리카
12 토마토 & 브로콜리
13 바나나 & 옥수수
14 가지 & 양파 & 고추

가을

15 사과 & 땅콩
16 배 & 오이
17 감 & 도토리
18 밤 & 대추
19 무화과 & 호두
20 모과 & 생강
21 호박 & 달걀

겨울

22 귤 & 고구마
23 석류 & 견과
24 키위 & 상추
25 유자 & 꿀
26 아보카도 & 새우
27 자몽 & 양배추
28 한라봉 & 배추

봄

딸기

풍부한 비타민 C와 안토시아닌, 식이섬유 함유
어울리는 음식: 우유, 요거트, 두유

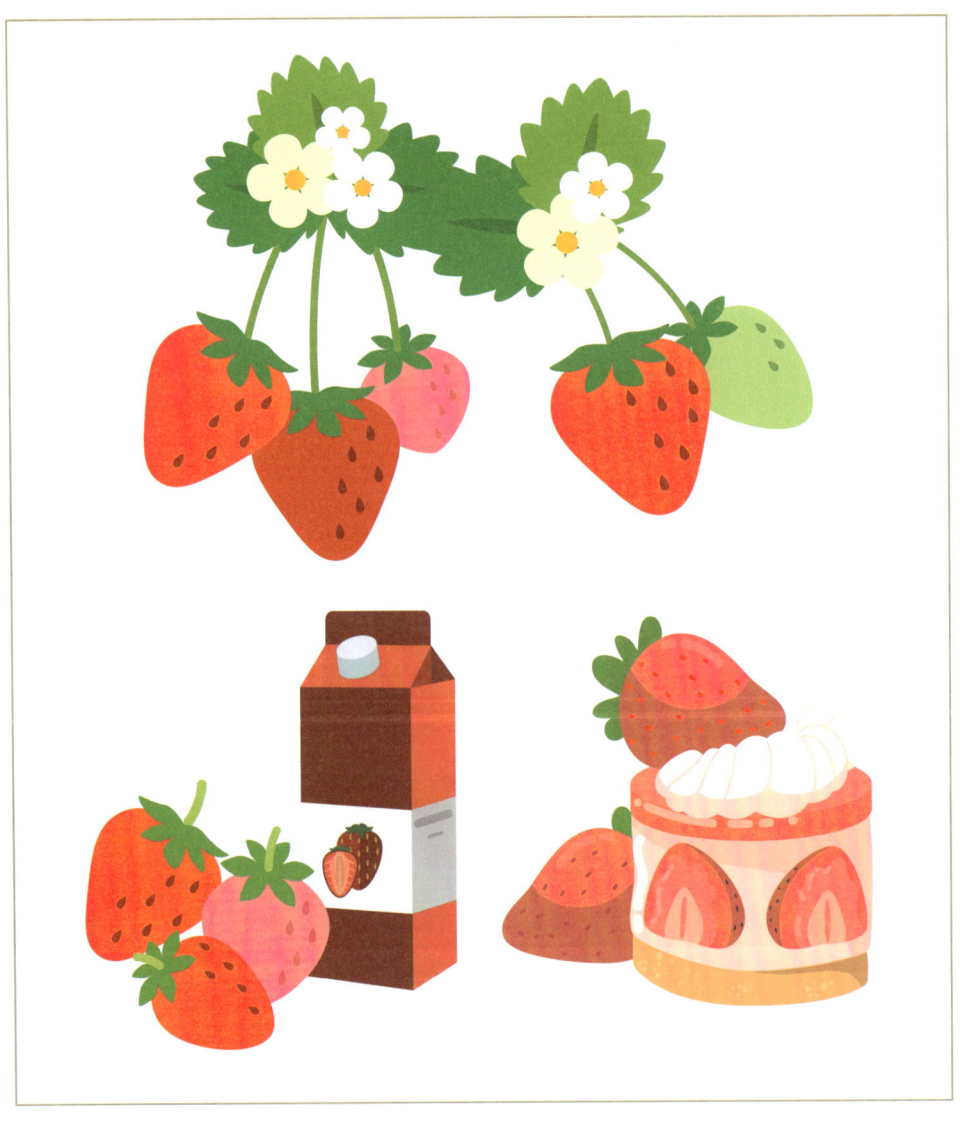

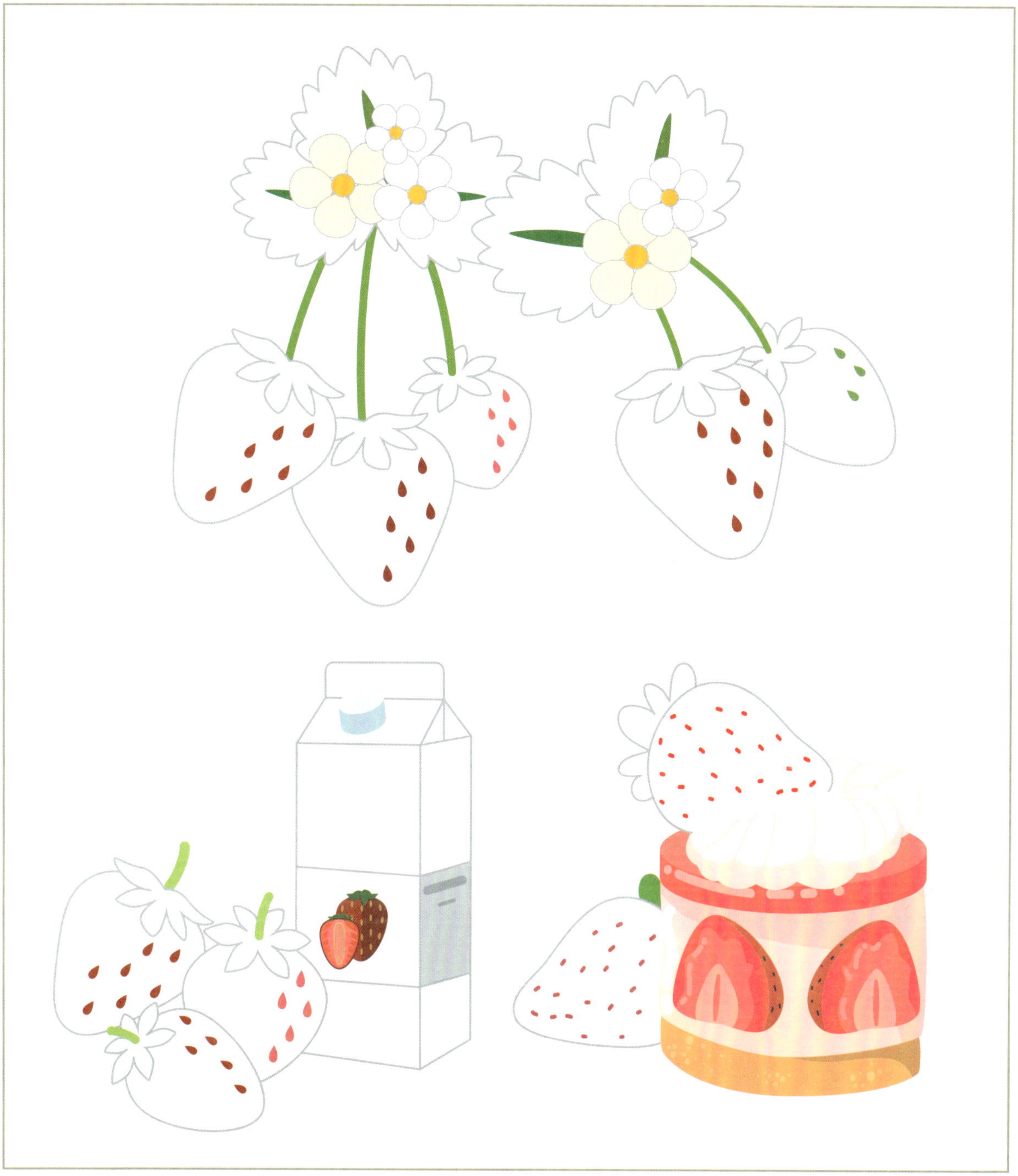

 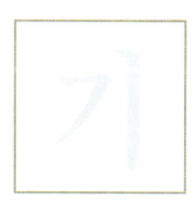 ,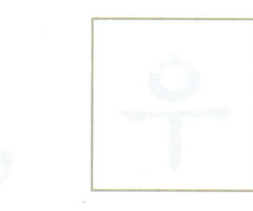

딸기, 우유

봄

레몬

풍부한 비타민C와 식이섬유, 칼륨, 항산화 효과
어울리는 음식: 녹차, 생선, 콩류, 아보카도

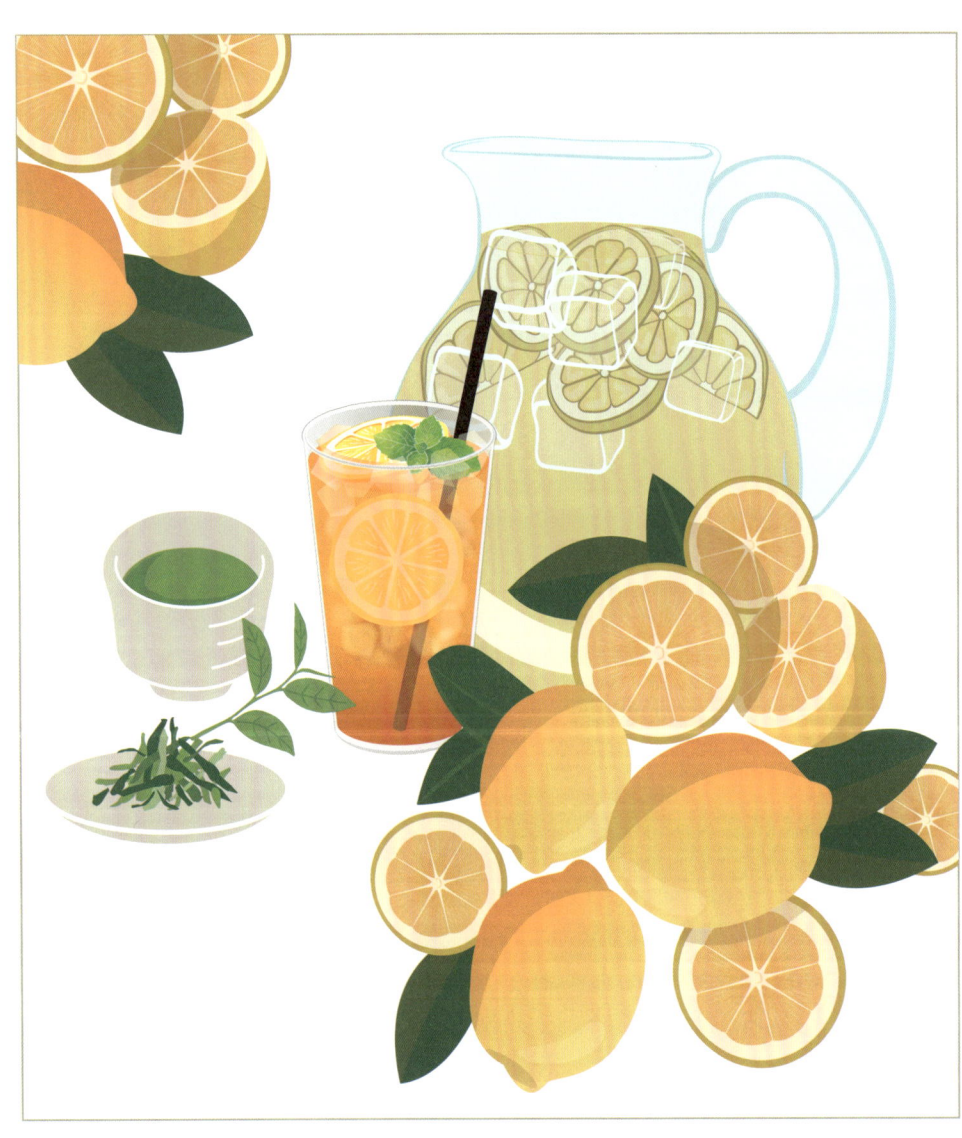

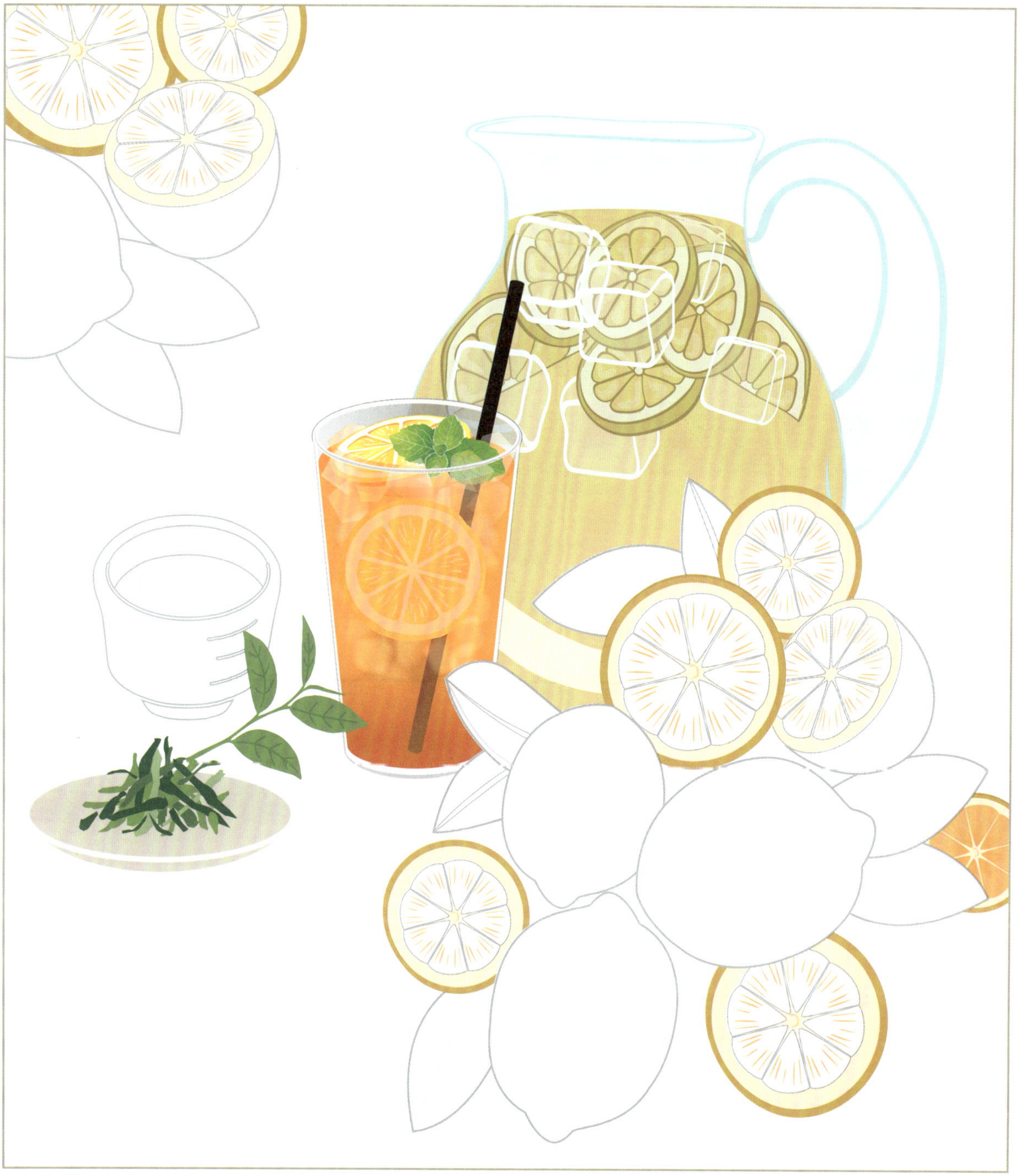

레몬, 녹차

봄

체리

케르세틴과 안토시아닌이 중금속 해독, 나쁜 콜레스테롤 감소
어울리는 음식: 멜론, 파인애플, 우유, 바나나, 오렌지

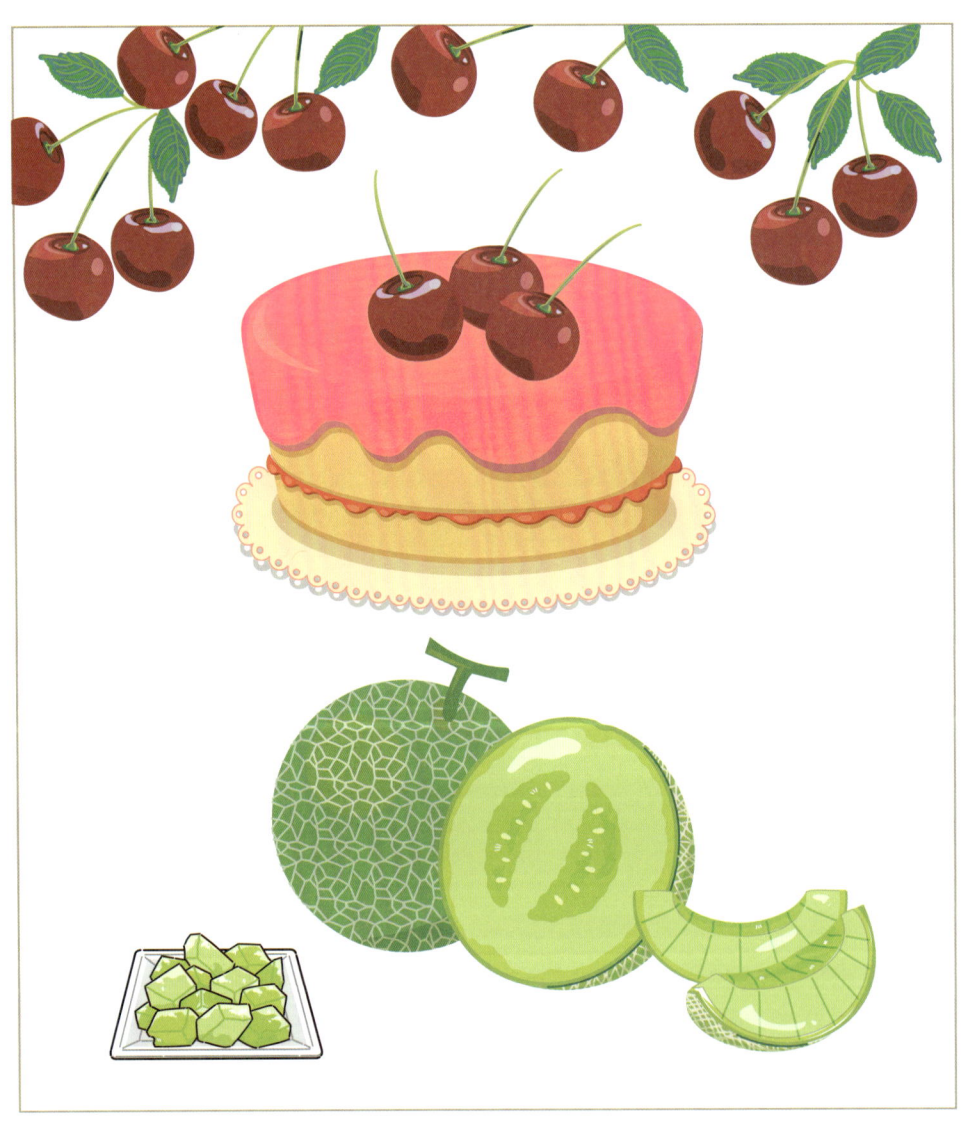

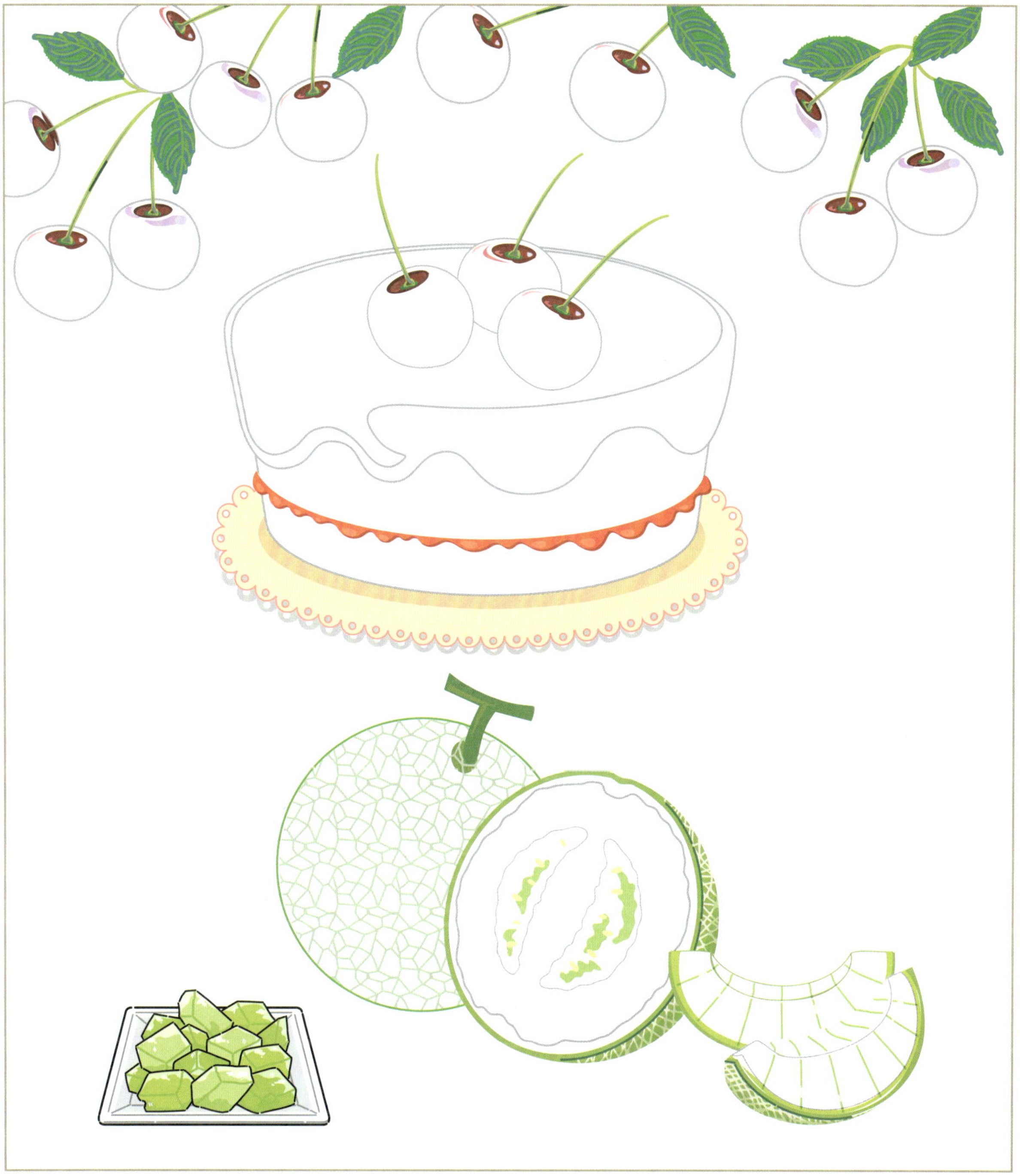

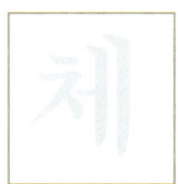 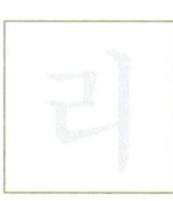 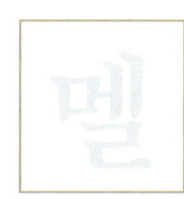 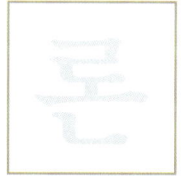

체 리, 멜 론

봄

블루베리

15종의 안토시아닌과 영양소를 지닌 10대 슈퍼푸드 중 하나
어울리는 음식: 요거트, 견과류, 귀리, 고구마

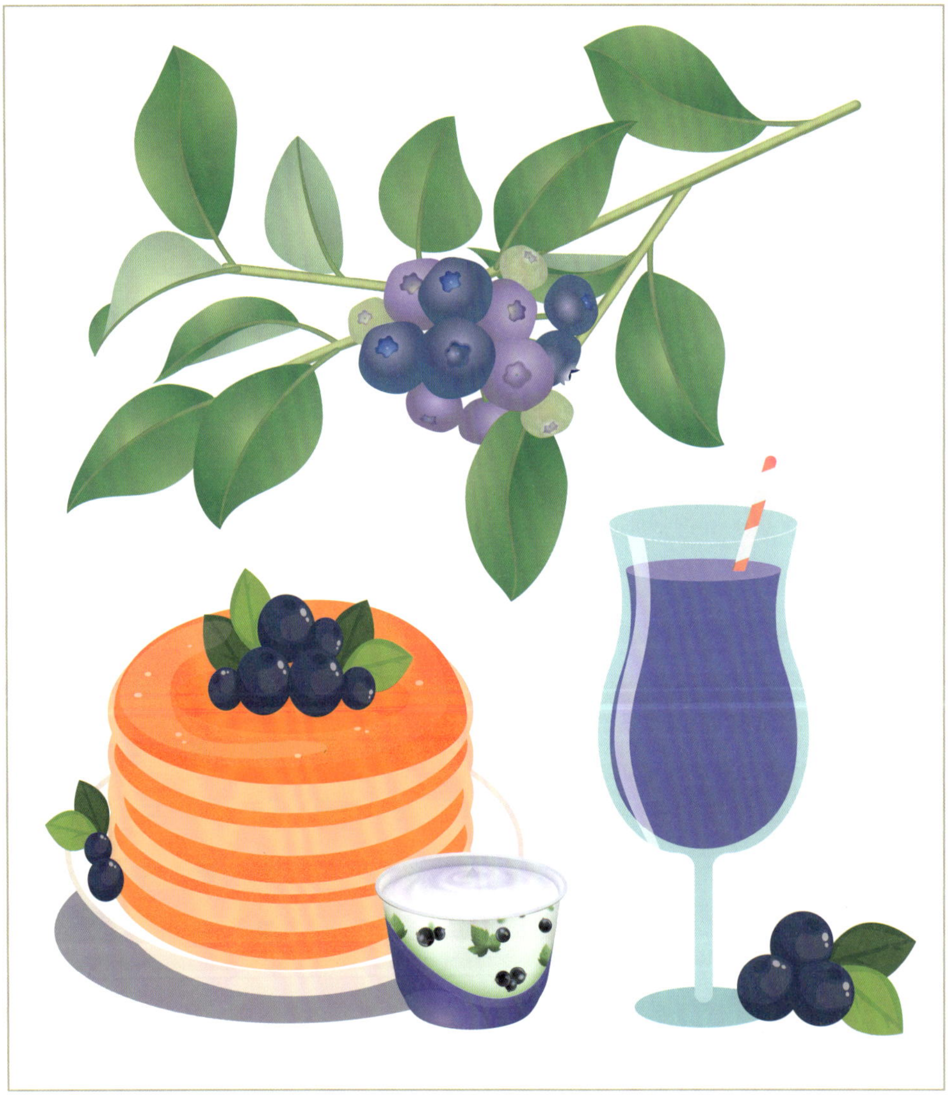

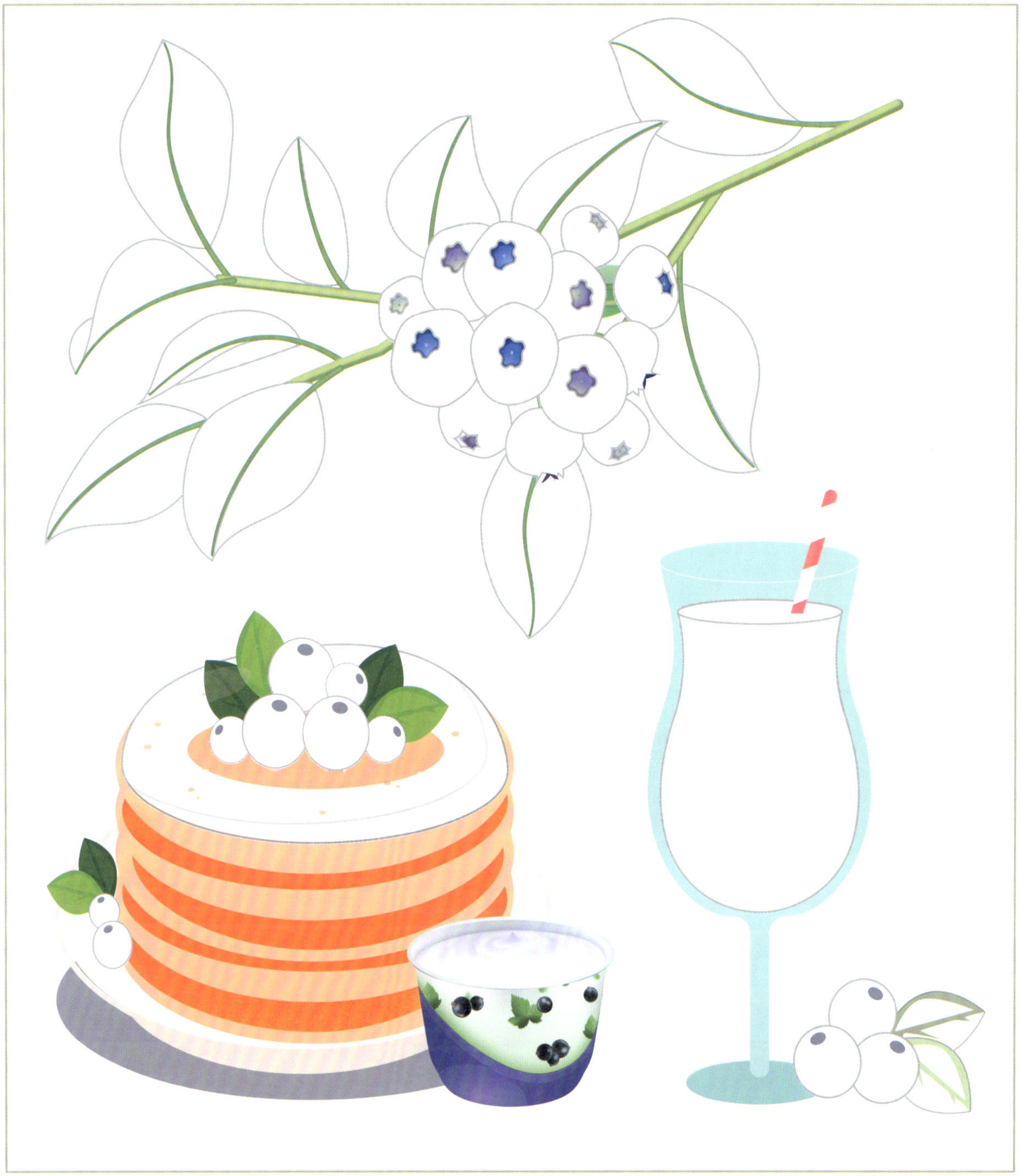

블루베리, 요거트

봄

살구

비타민 A와 칼륨이 풍부하여 눈 건강과 혈압 조절에 효과적
어울리는 음식: 오렌지, 블루베리, 레몬

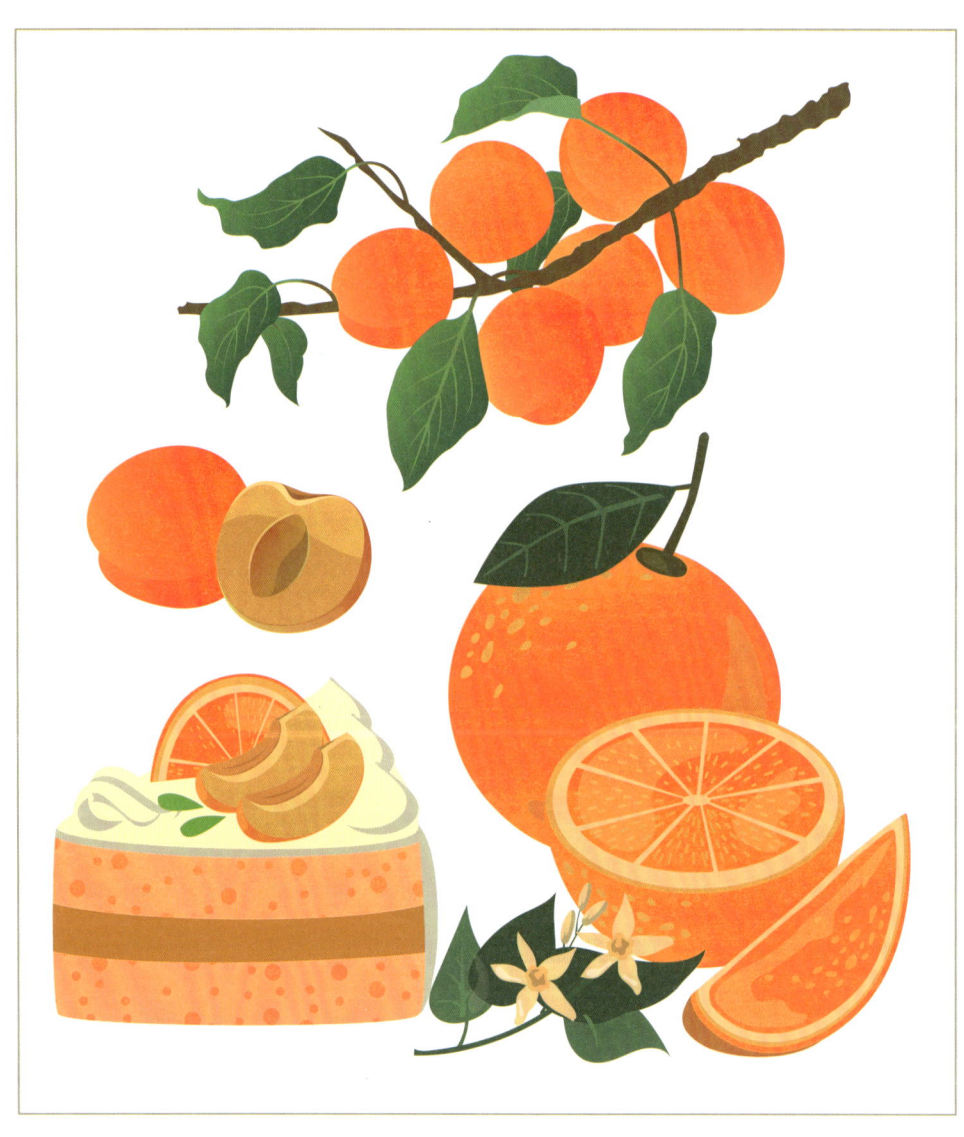

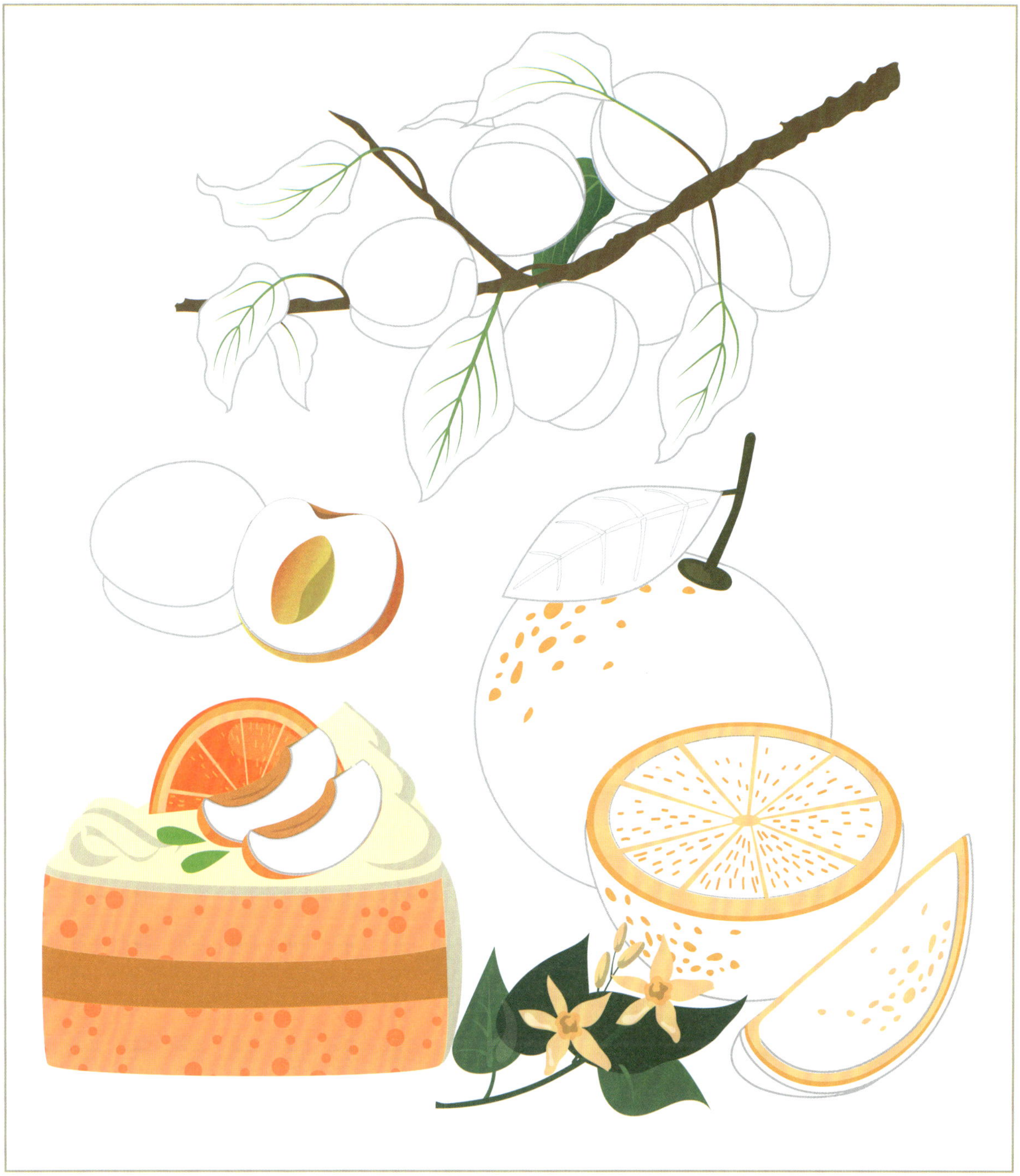

살 구, 오 렌 지

봄

매실

알칼리성 식품, 피로 회복과 해독작용
어울리는 음식: 마늘, 육류, 부추

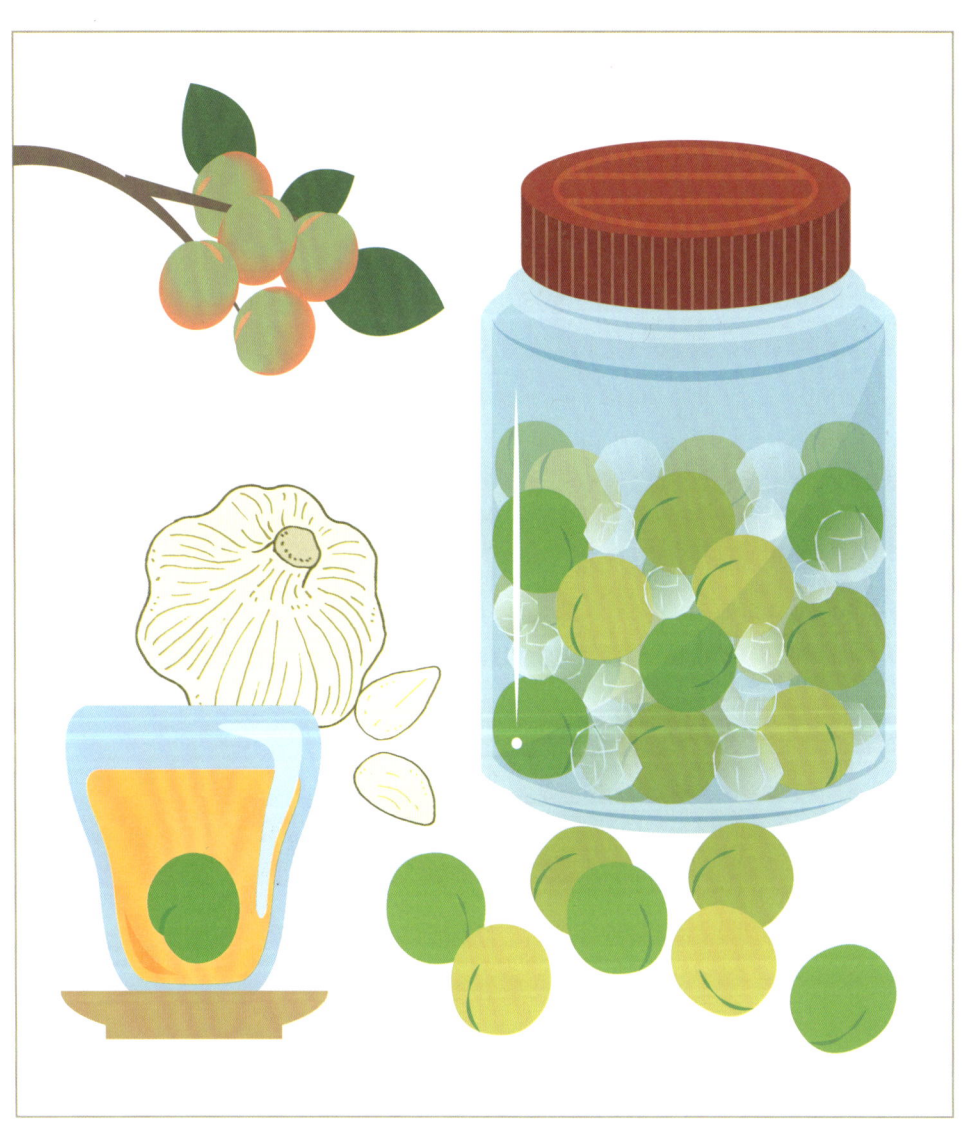

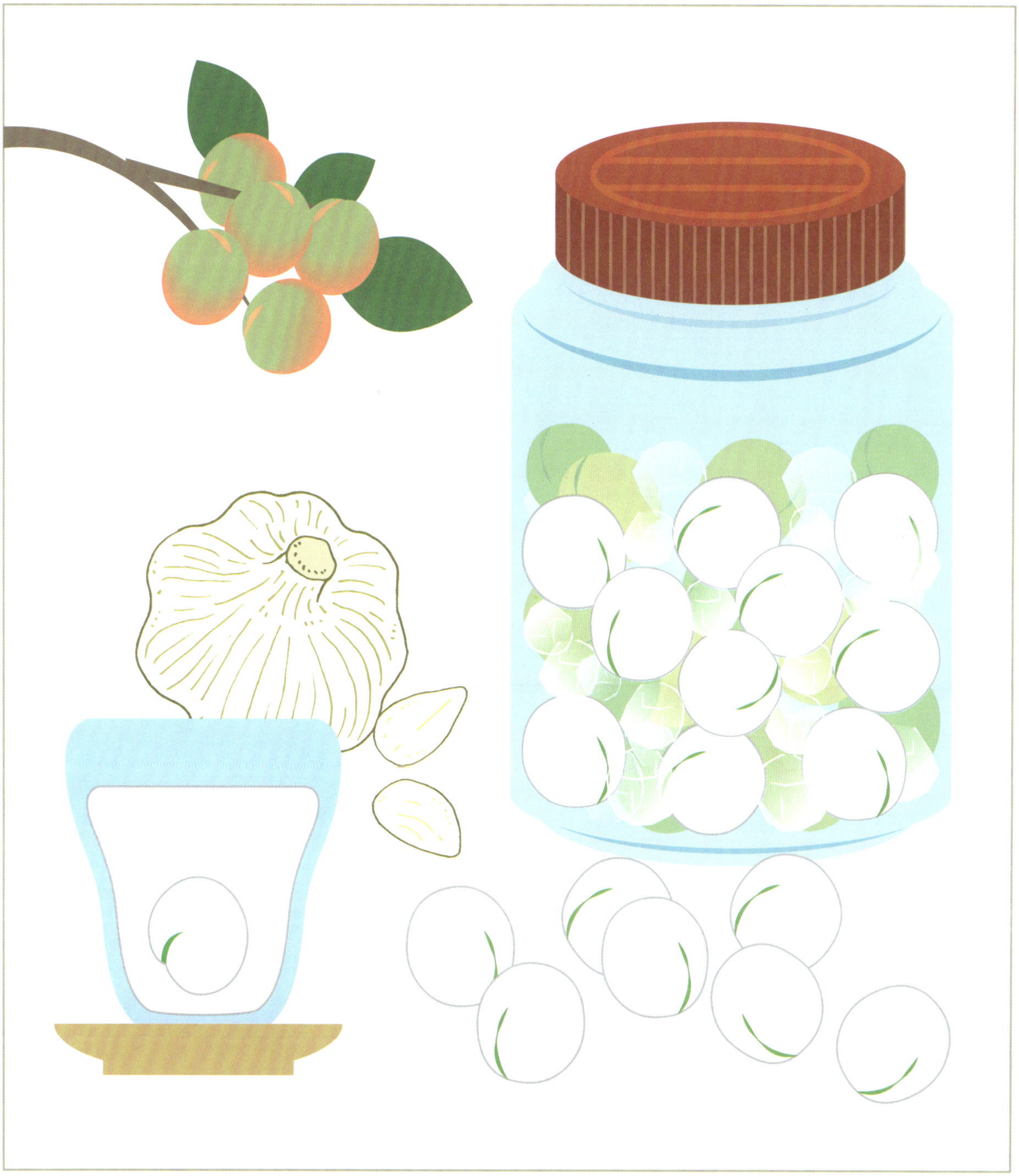

봄

완두콩

콩 중에서도 탄수화물 함량이 높고 식이섬유가 풍부
어울리는 음식: 당근, 현미, 해조류

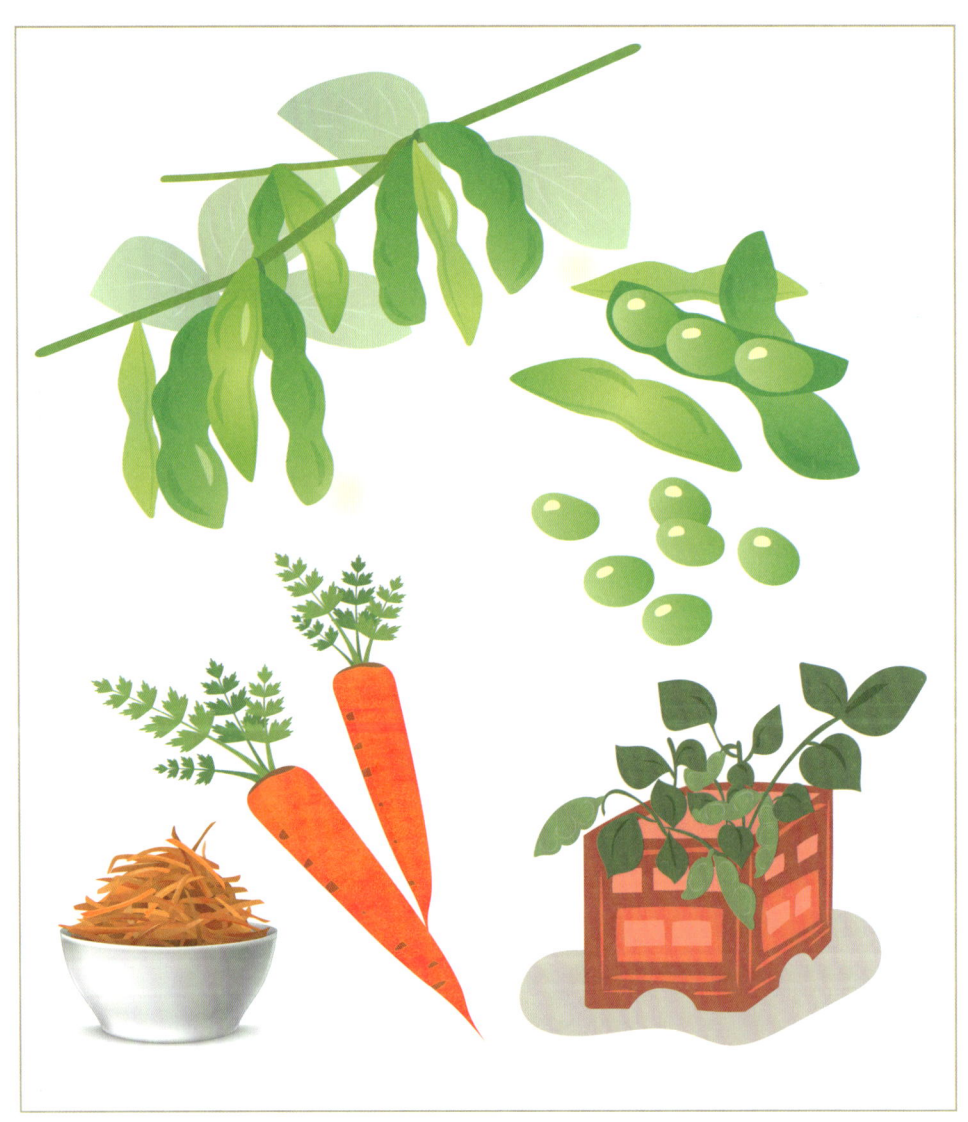

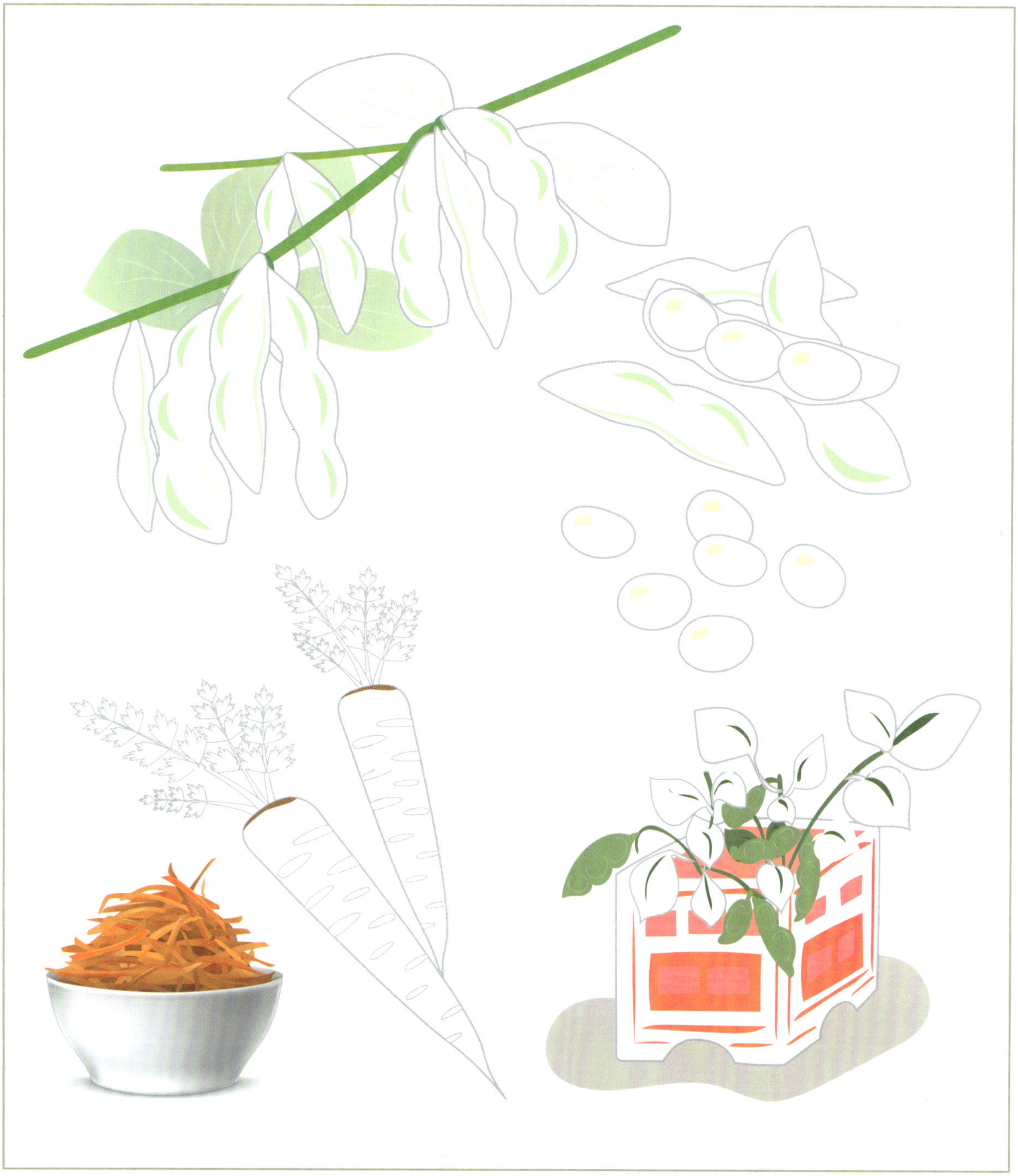

완 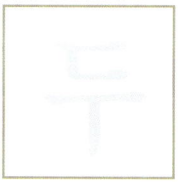두 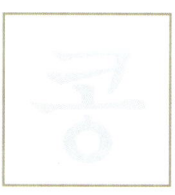콩, 당 근

여름

수박

수분이 많고 시트룰린 성분이 소변 배출을 돕고, 부종 완화
어울리는 음식: 자두, 멜론, 요거트, 오이, 토마토

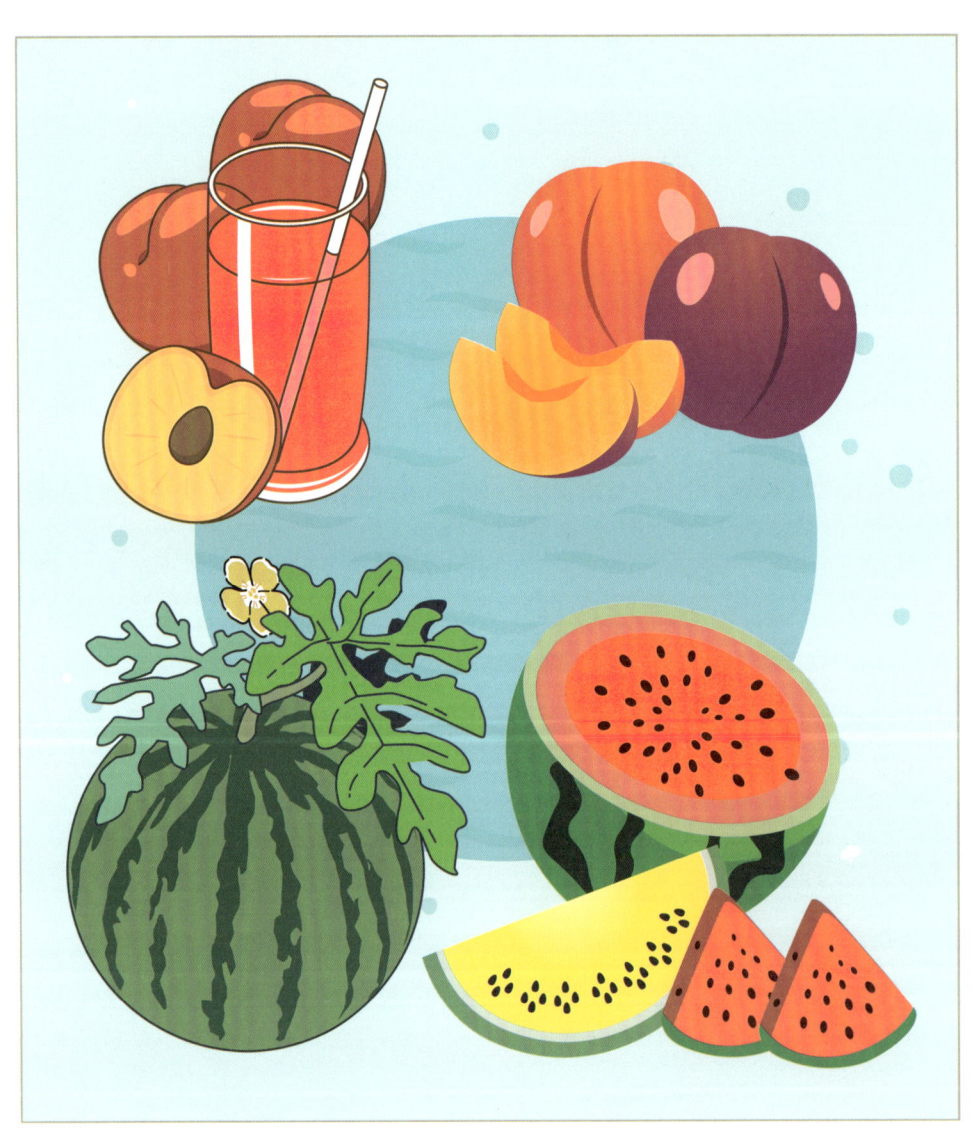

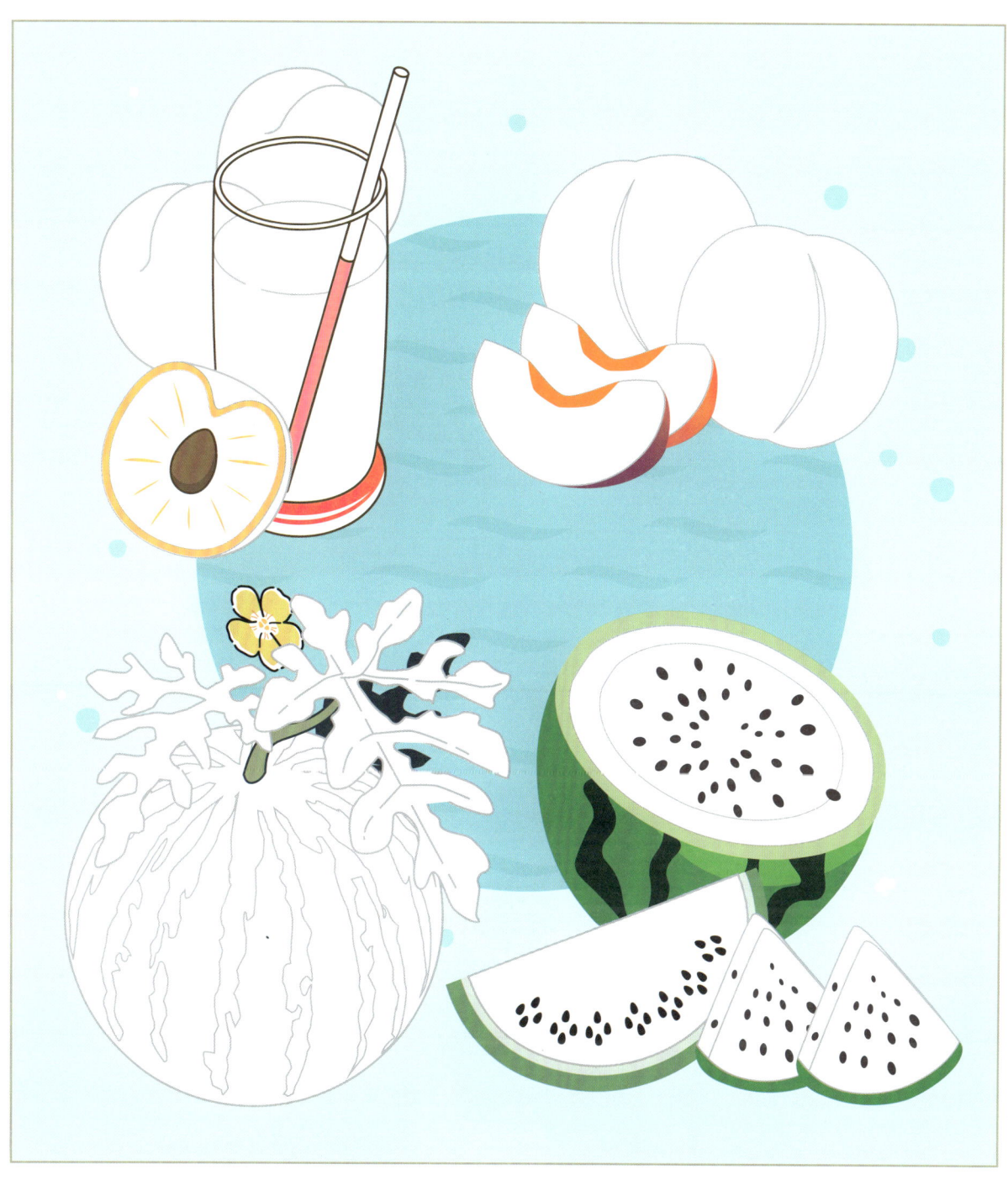

수박, 자두

여름

포도

항산화 물질과 폴리페놀이 풍부하여 눈 건강 및 항염증 작용
어울리는 음식: 비트, 오렌지, 사과, 치즈

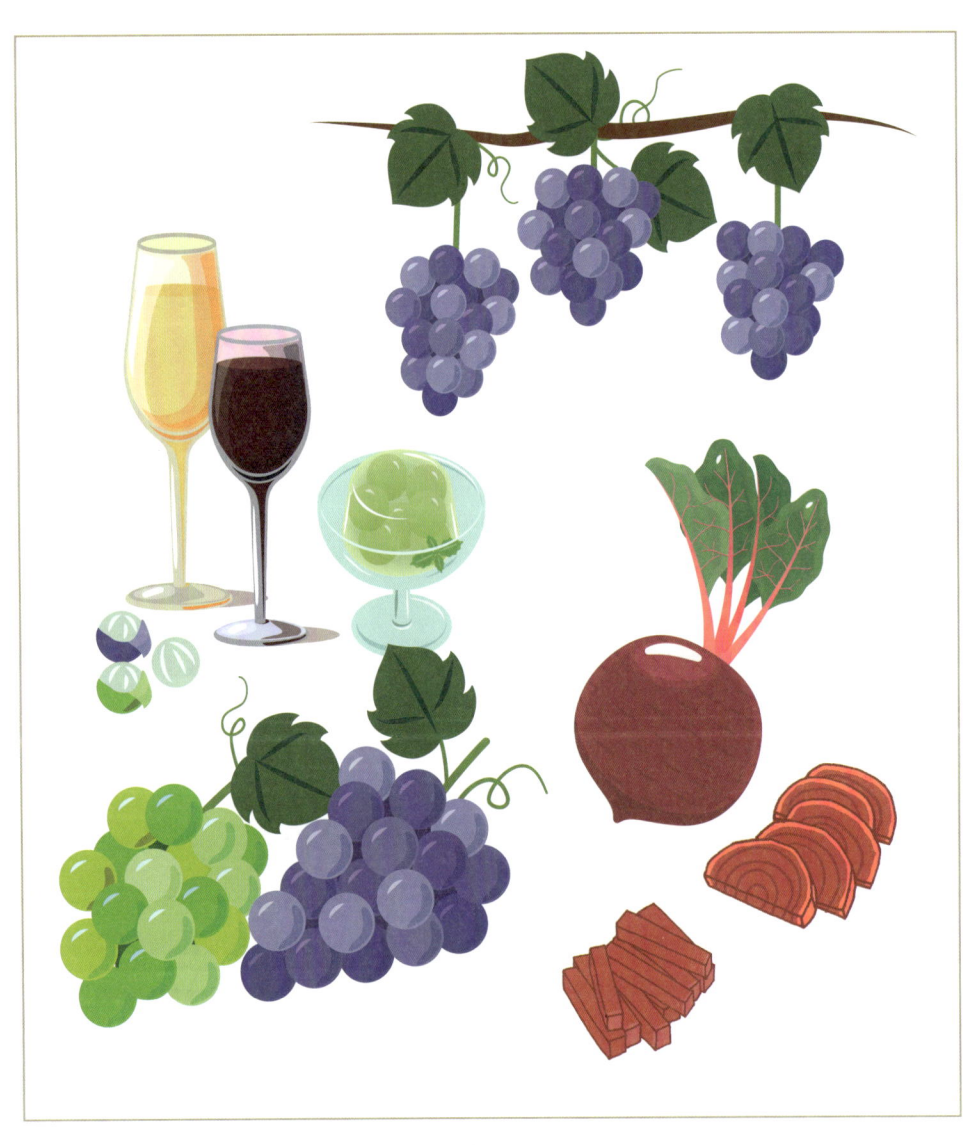

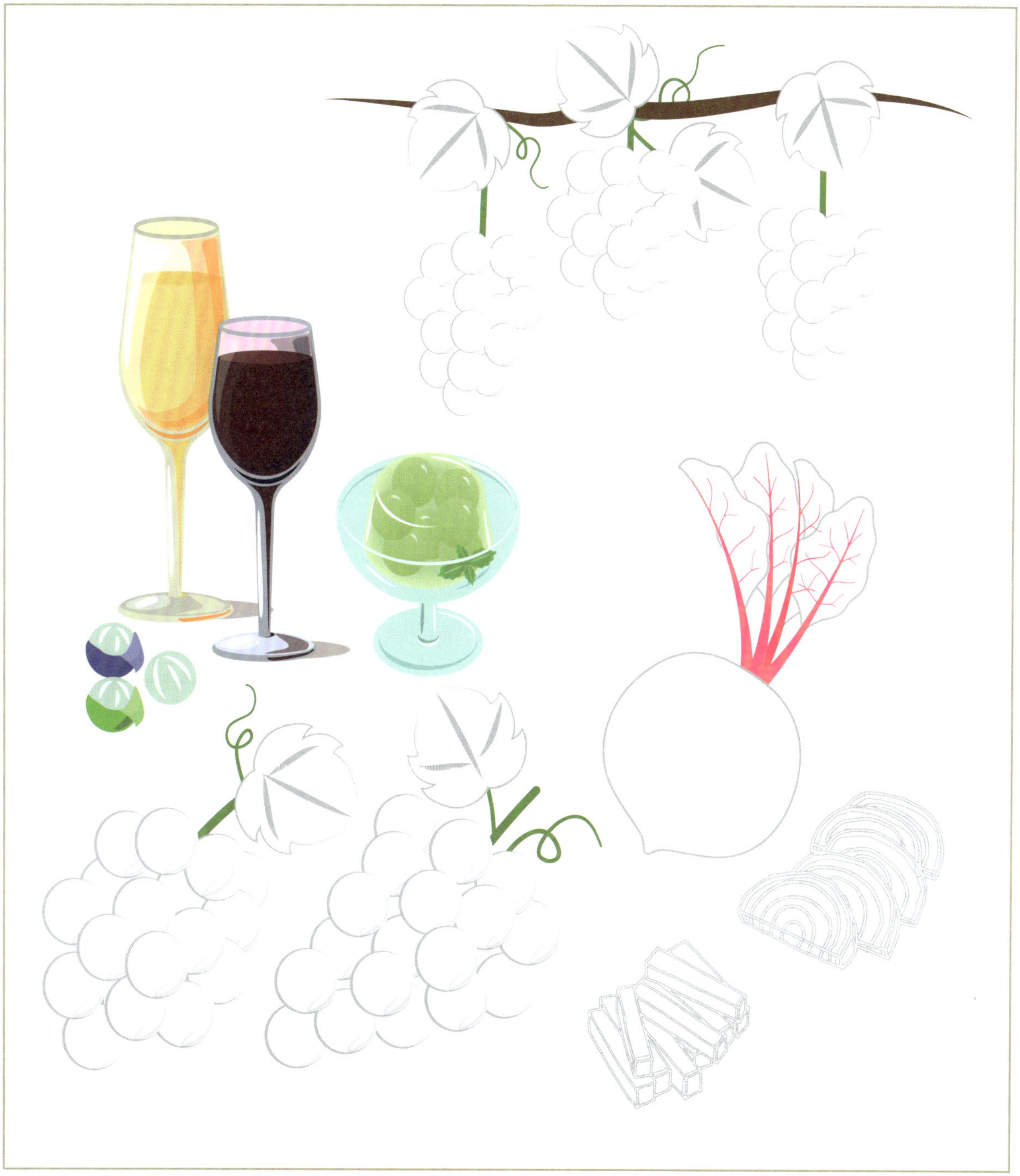

 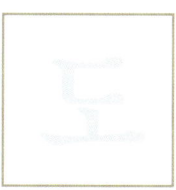  

포 도 , 비 트

여름

복숭아

비타민C, 베타카로틴 등이 풍부한 알카리성 식품으로 피부미백, 니코틴 해독
어울리는 음식: 파인애플, 요거트, 견과류, 사과, 블루베리, 레몬

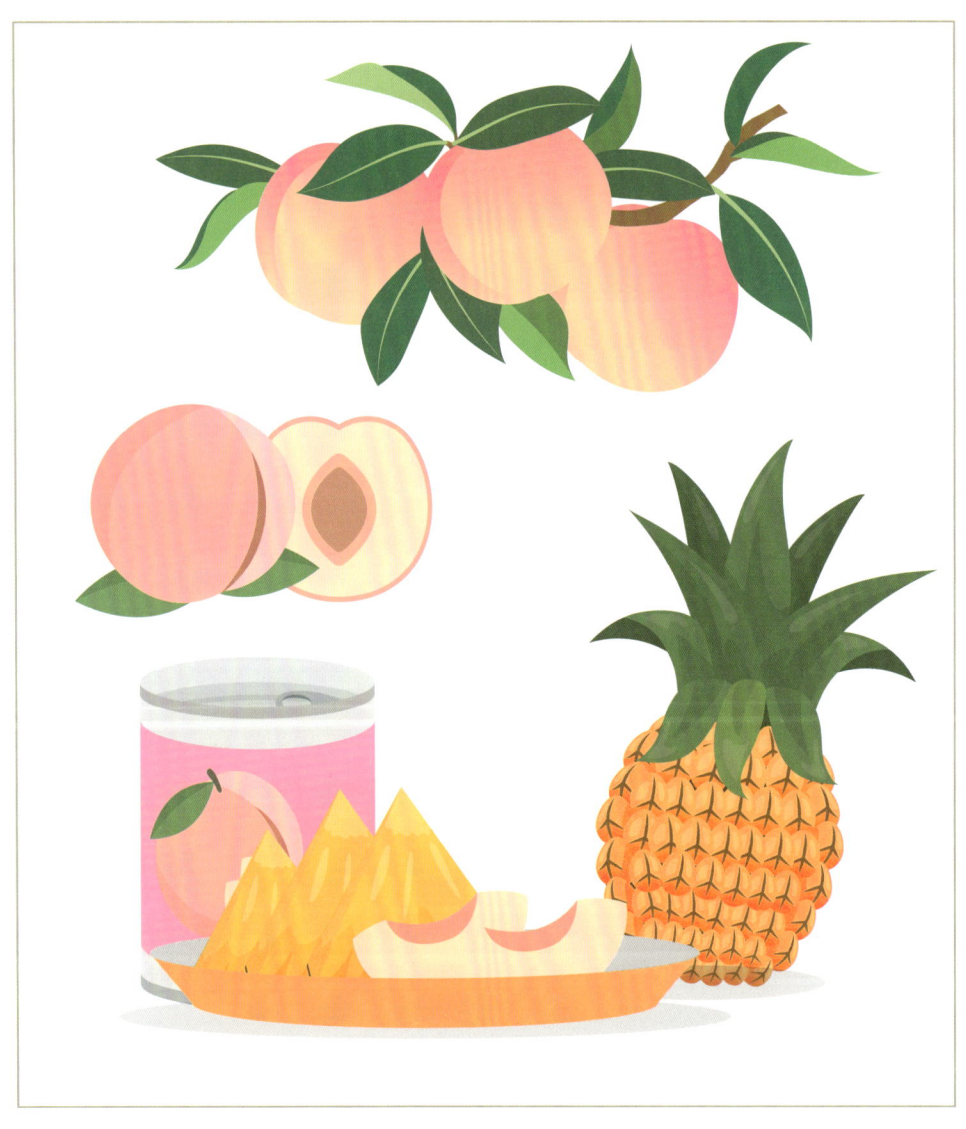

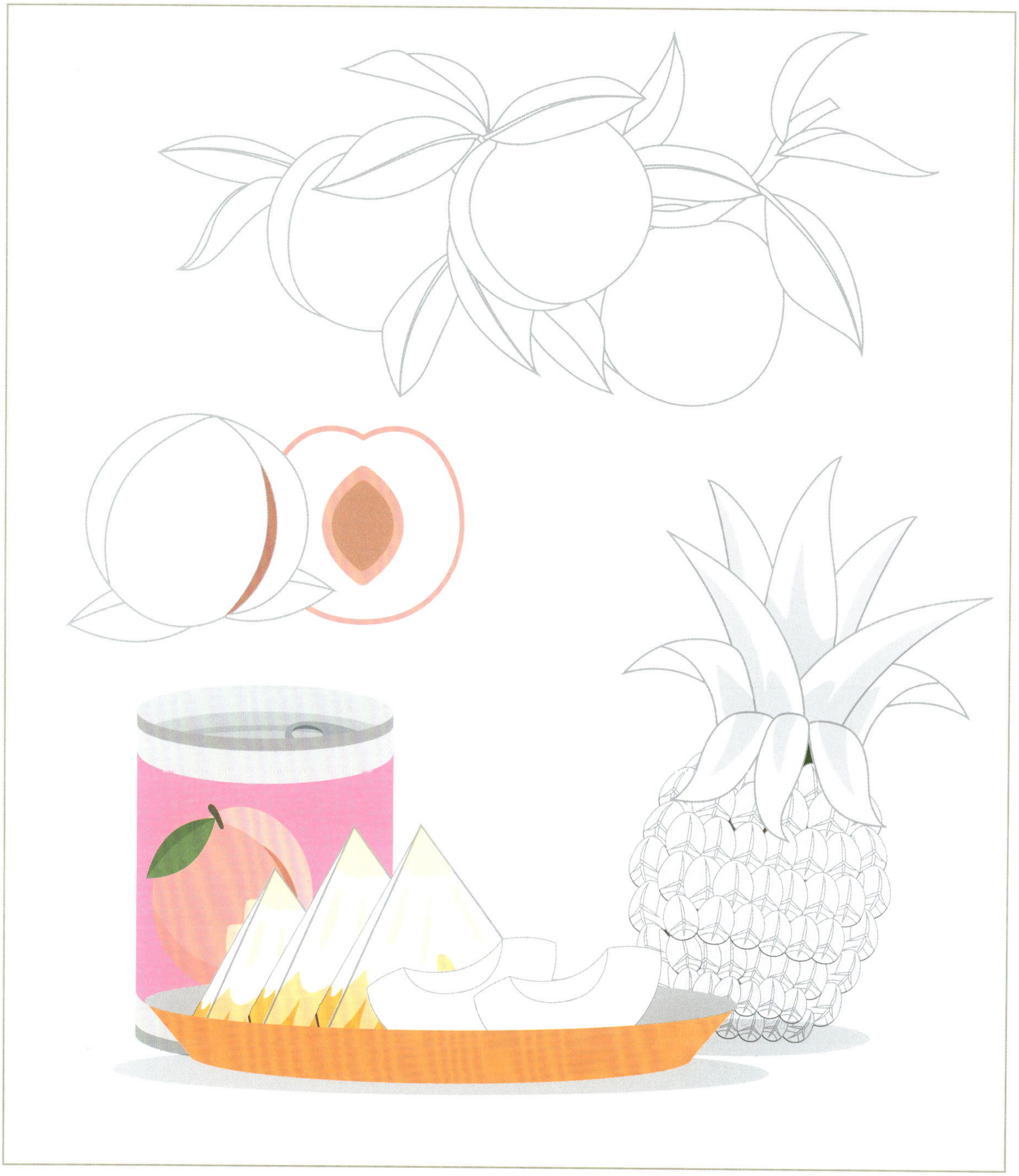

복숭아, 파인애플

여름

참외

수분 함량이 높고 엽산이 들어 있어 빈혈 예방, 적혈구 생성
어울리는 음식: 파프리카, 방울토마토, 오이, 견과류

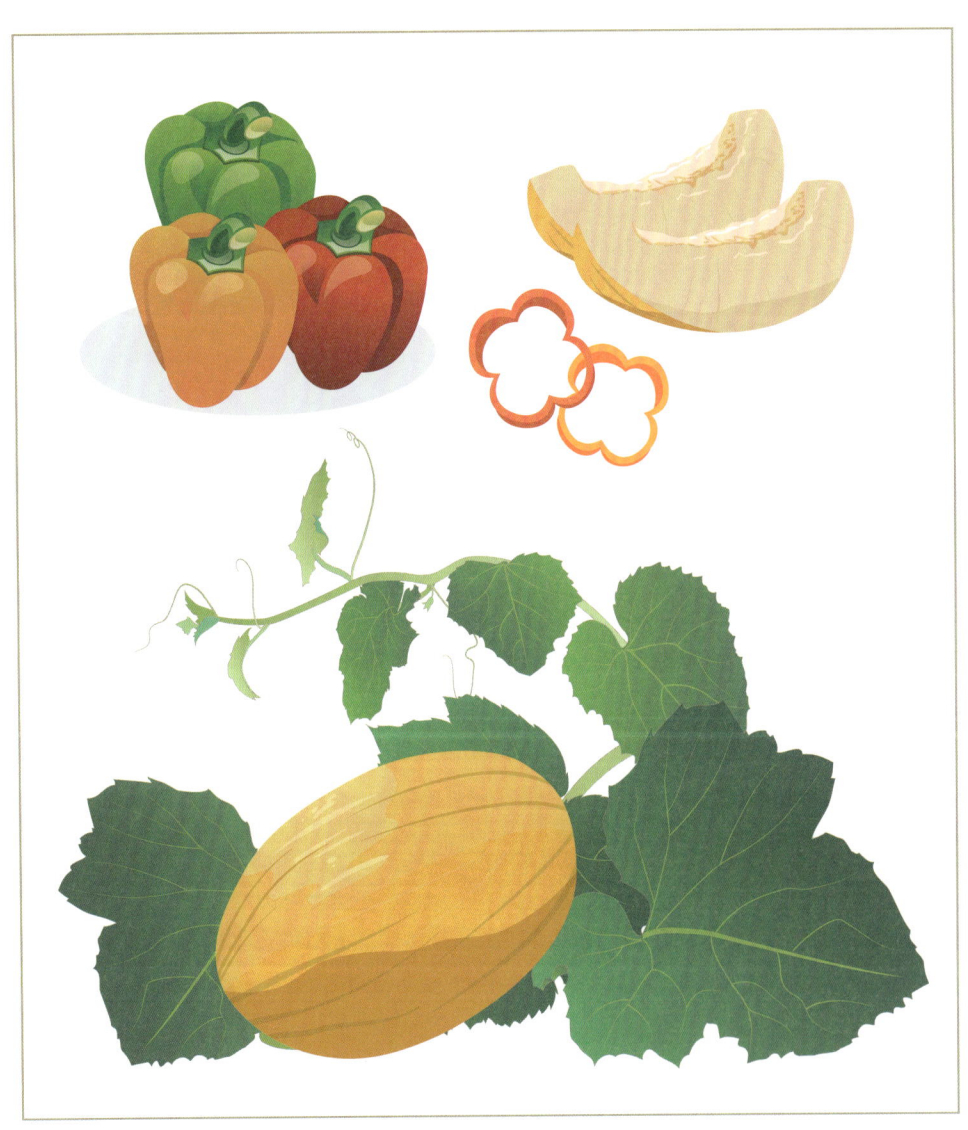

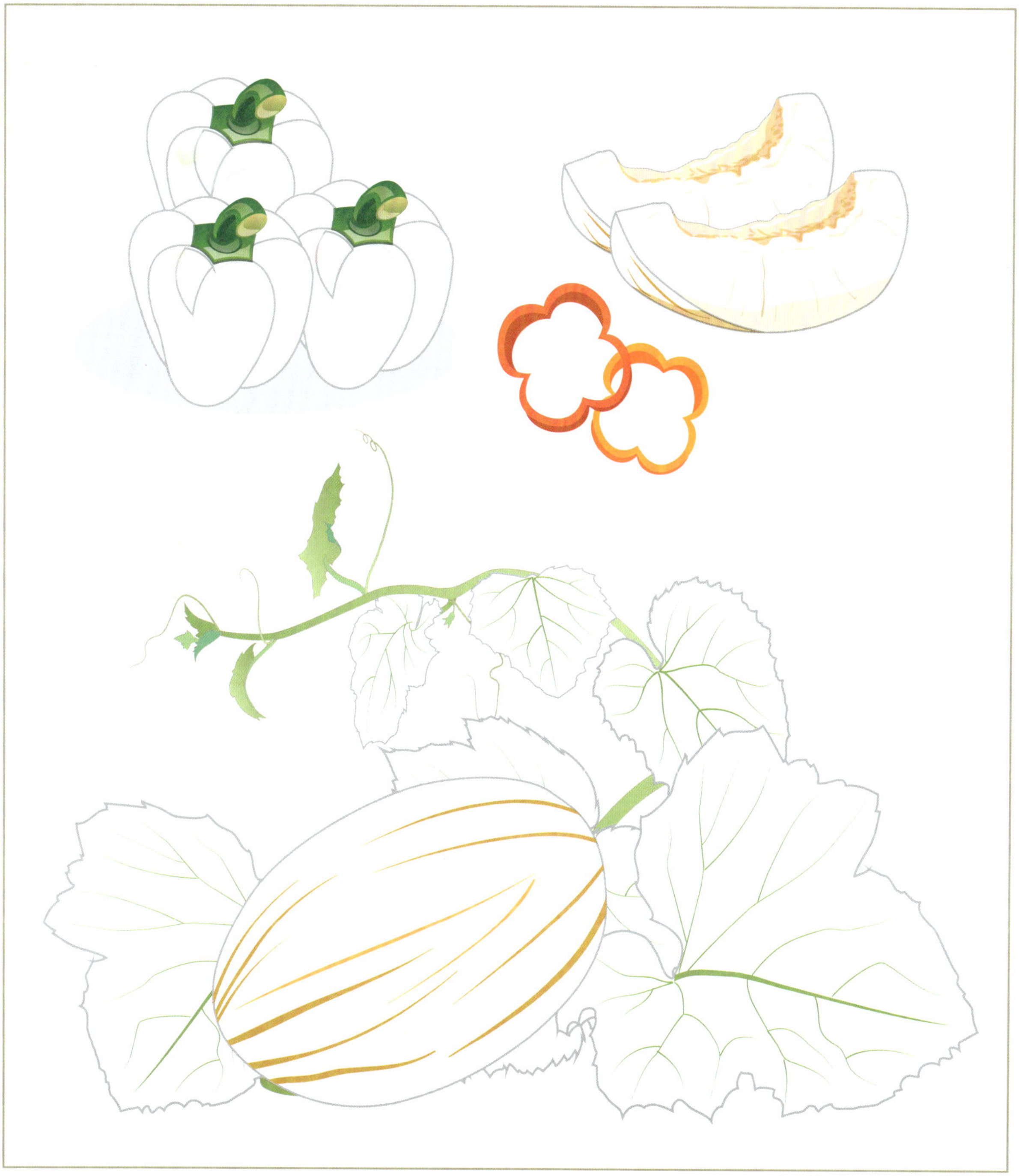

참외, 파프리카

여름

토마토

토마토에 풍부한 라이코펜은 활성산소를 제거하여 세포 손상을 방지하고 암 예방
어울리는 음식: 브로콜리, 올리브 오일, 아보카도, 양파

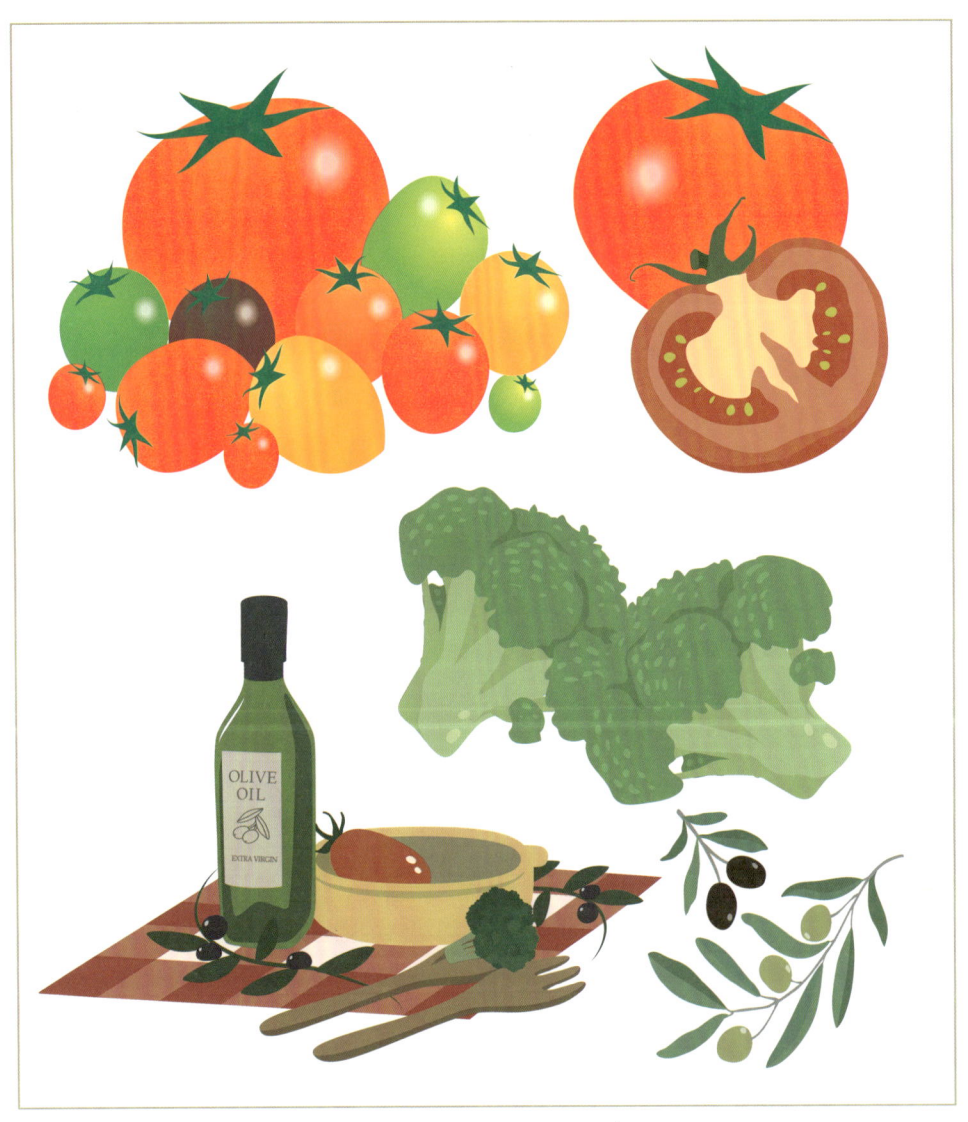

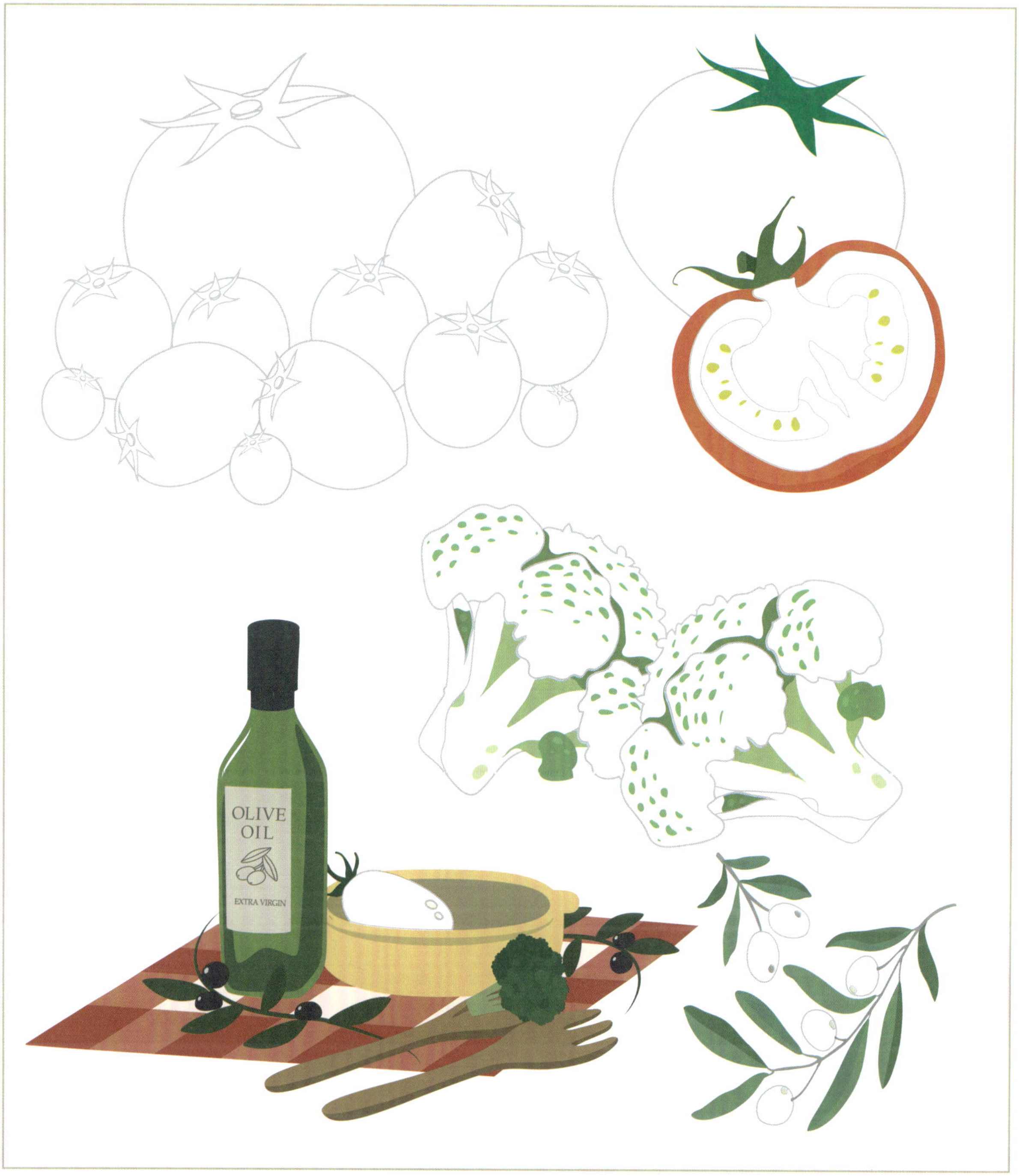

   ,

여름

바나나

에너지원으로 작용하는 탄수화물이 풍부하며, 운동 후 빠른 에너지 보충에 효과적
어울리는 음식: 옥수수, 시금치, 키위, 딸기, 멜론, 파인애플

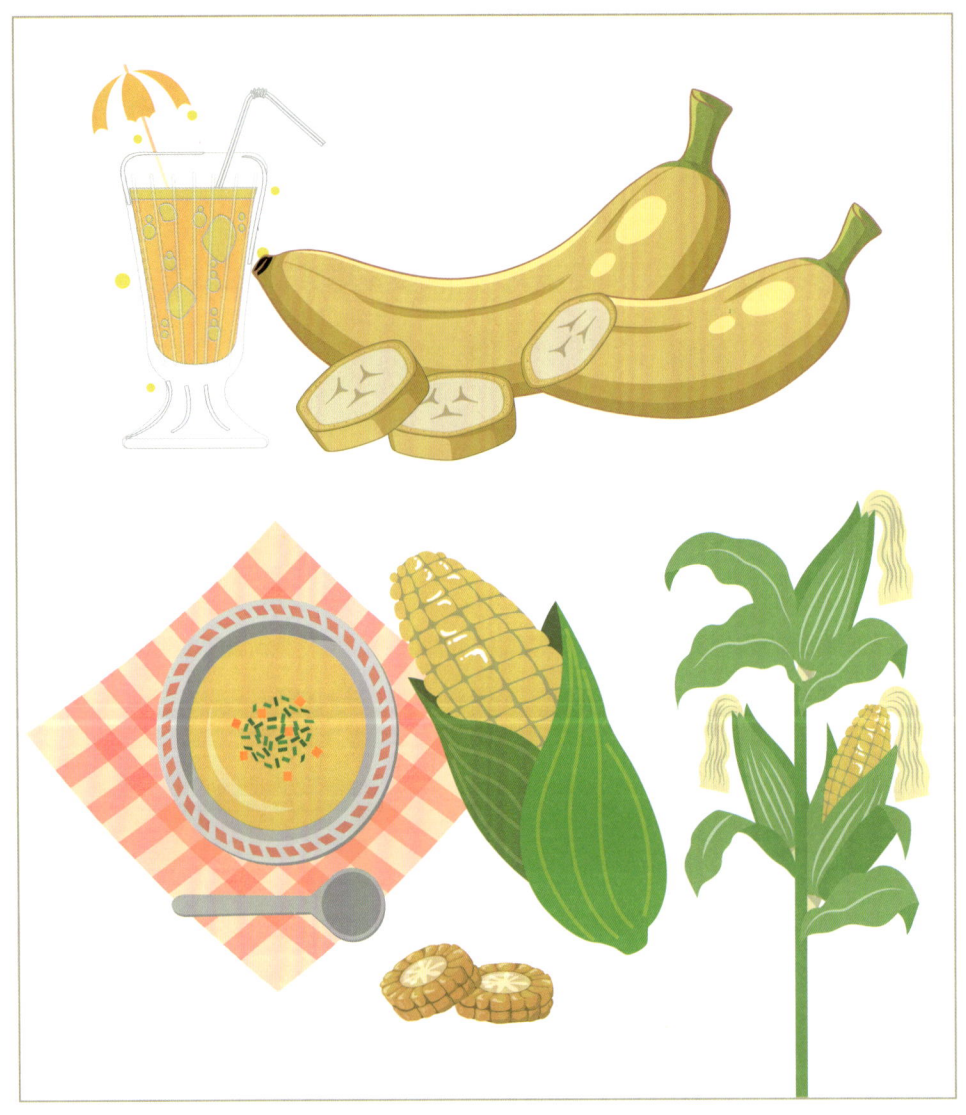

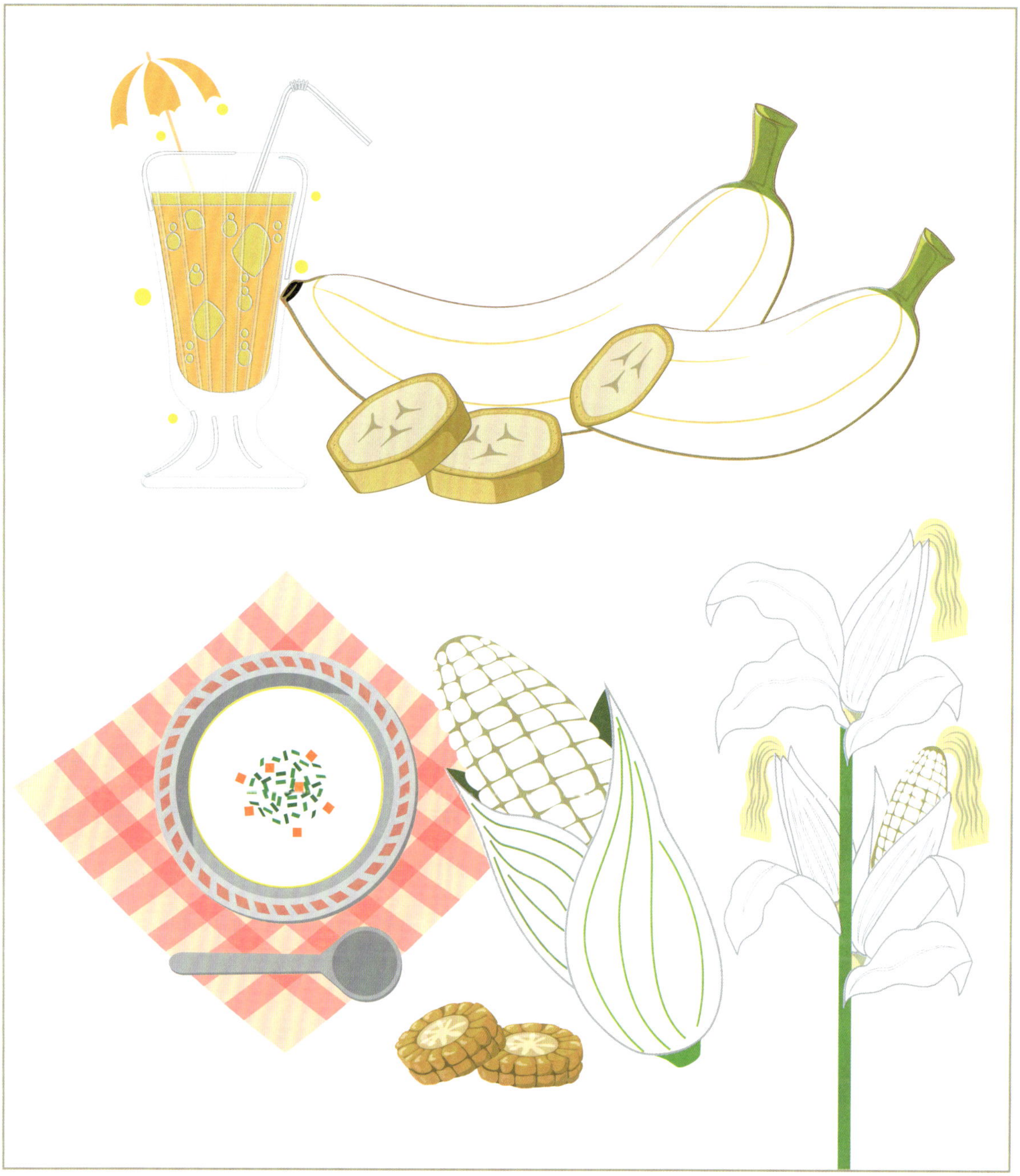

    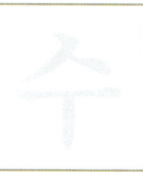 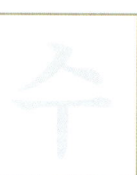

바나나, 옥수수

여름

가지

항암 효과가 있는 안토시아닌과 클로로겐산 함유, 염증 감소
어울리는 음식: 양파, 고추, 마늘, 두부

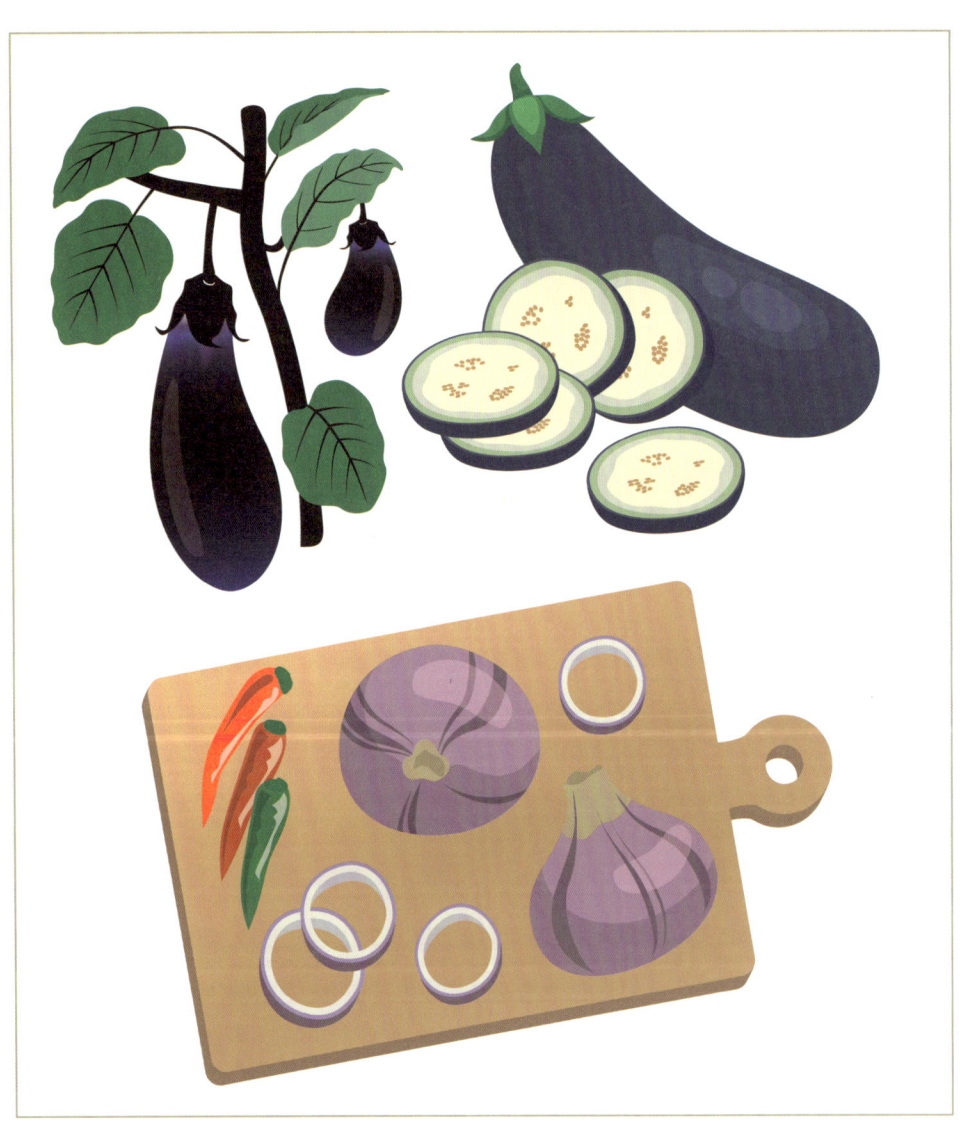

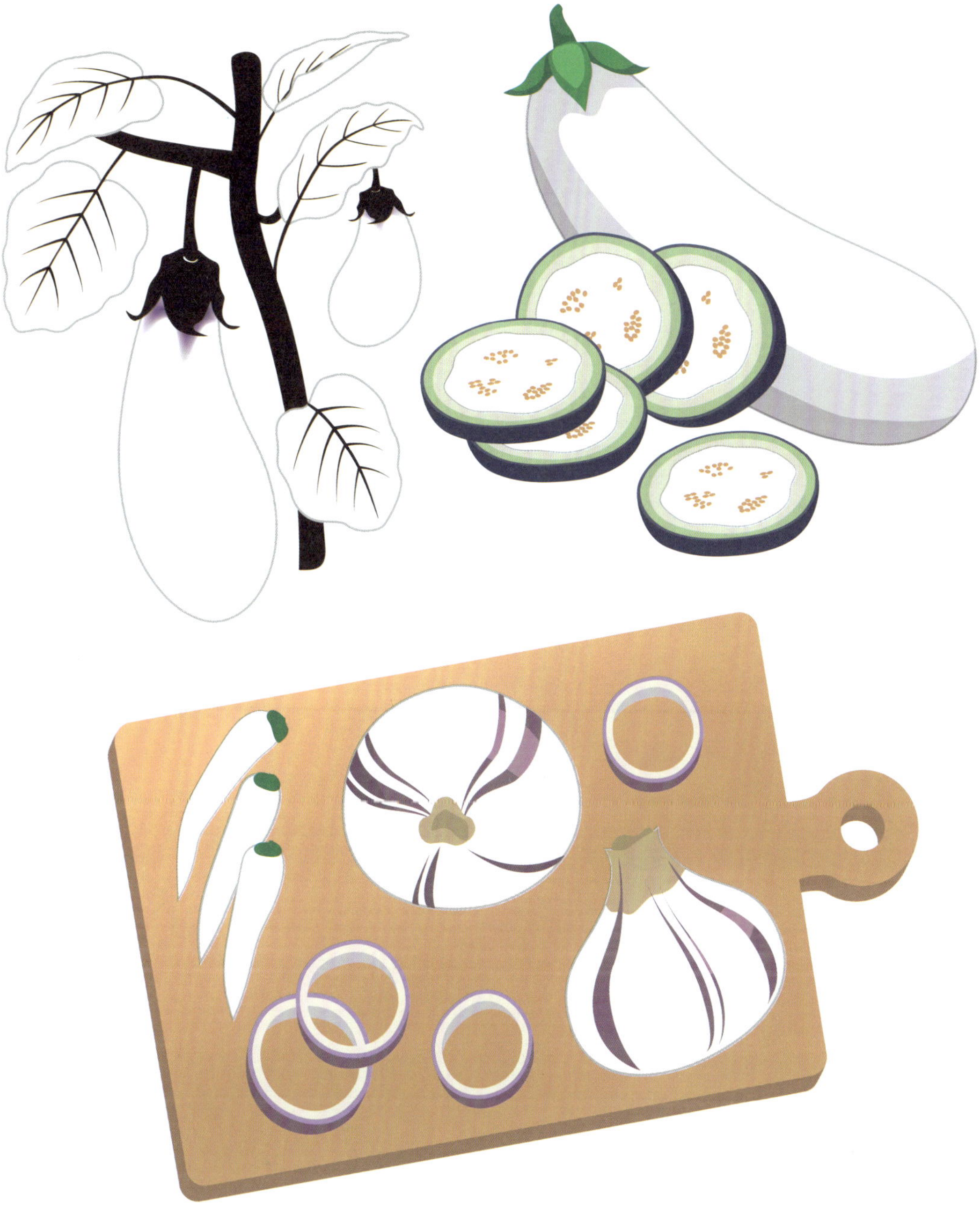

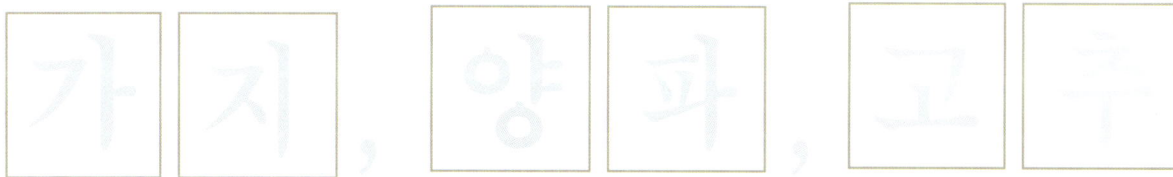

가지, 양파, 고추

가을

사과

펙틴 성분이 장 건강 개선, 면역력 강화, 항산화 작용
어울리는 음식: 땅콩, 견과류, 치즈, 당근, 밤

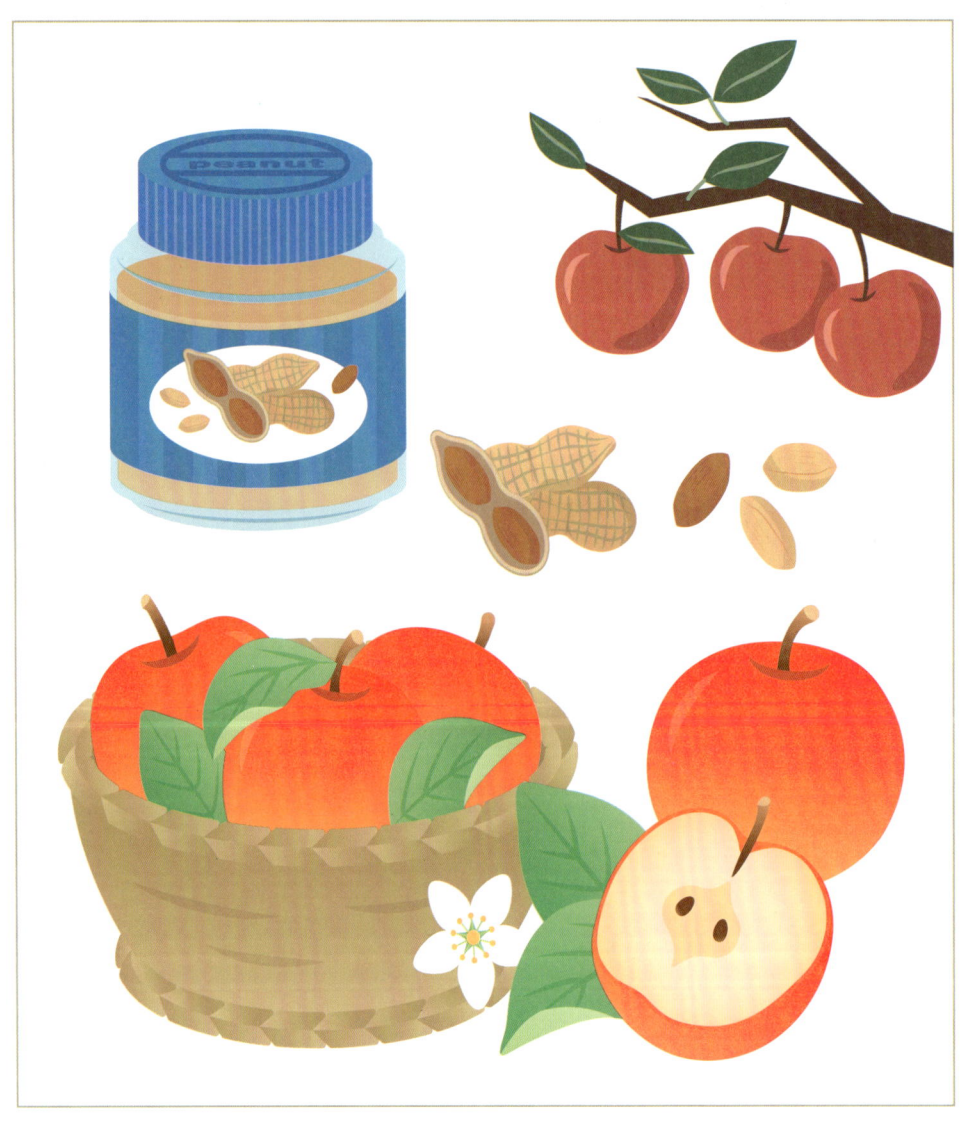

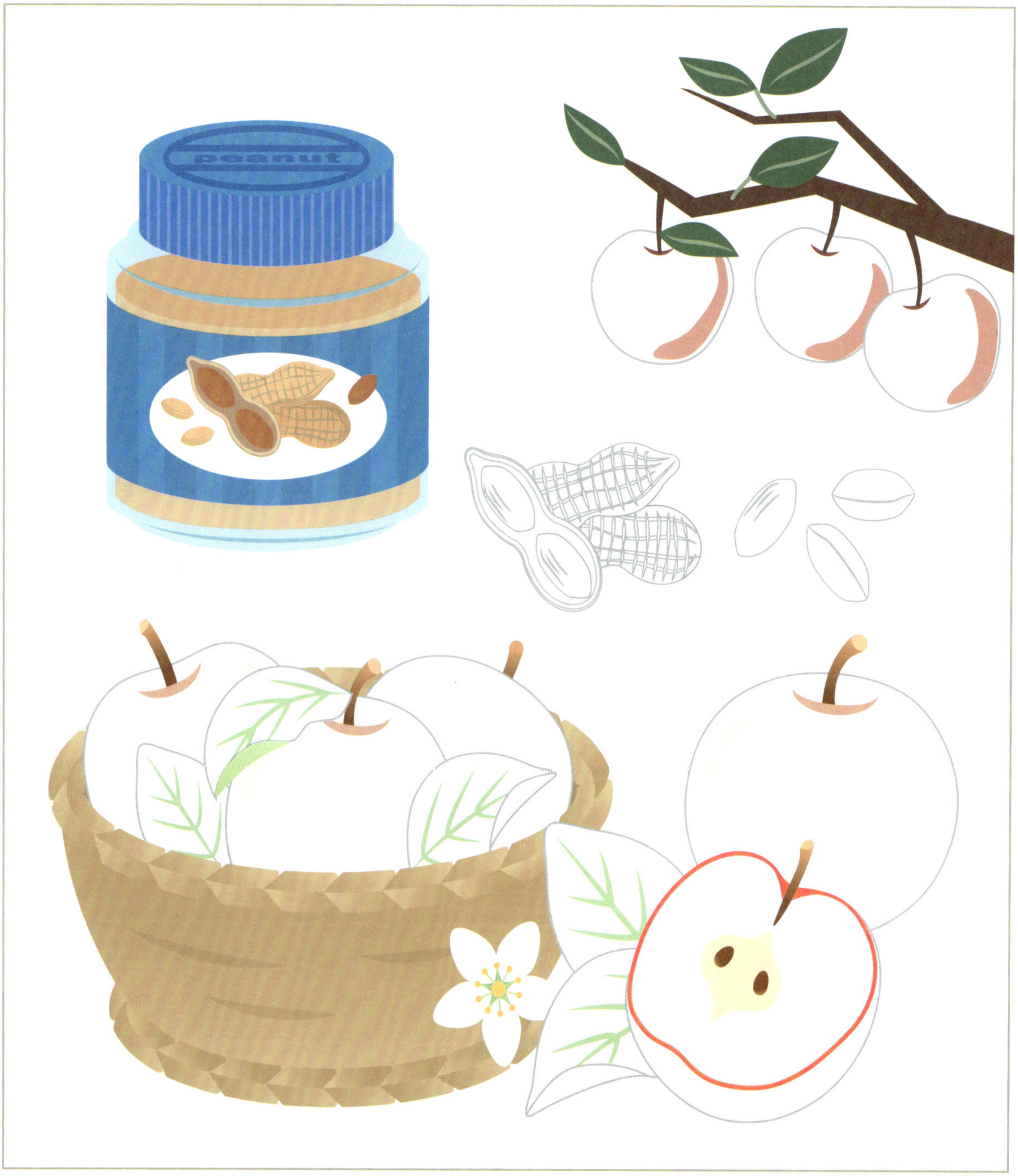

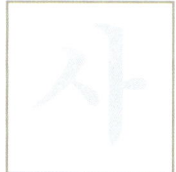 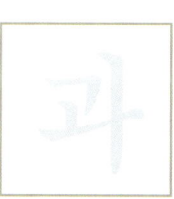 ,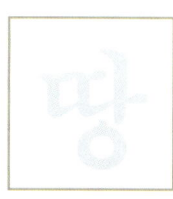

가을

배

루테올린 성분이 기침, 가래, 기관지염, 천식 예방
어울리는 음식: 오이, 소고기, 치즈, 파인애플

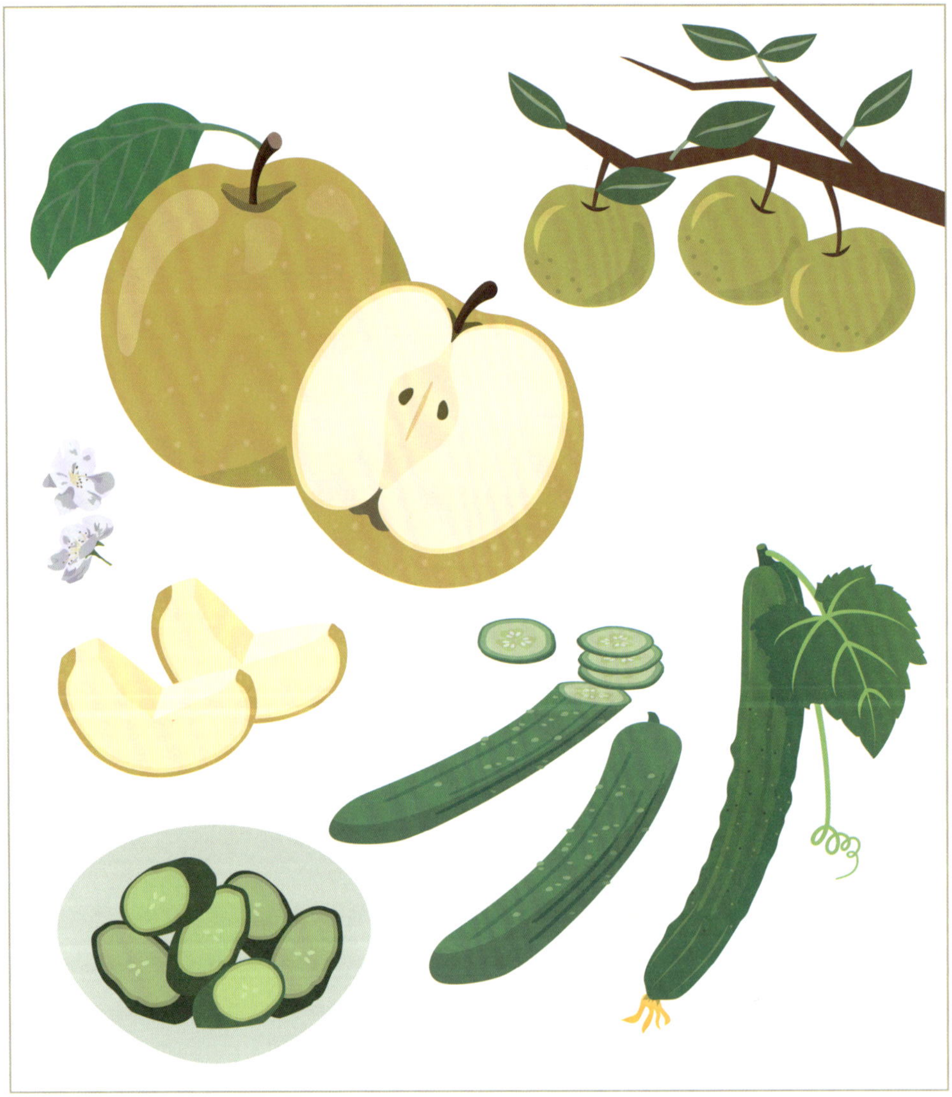

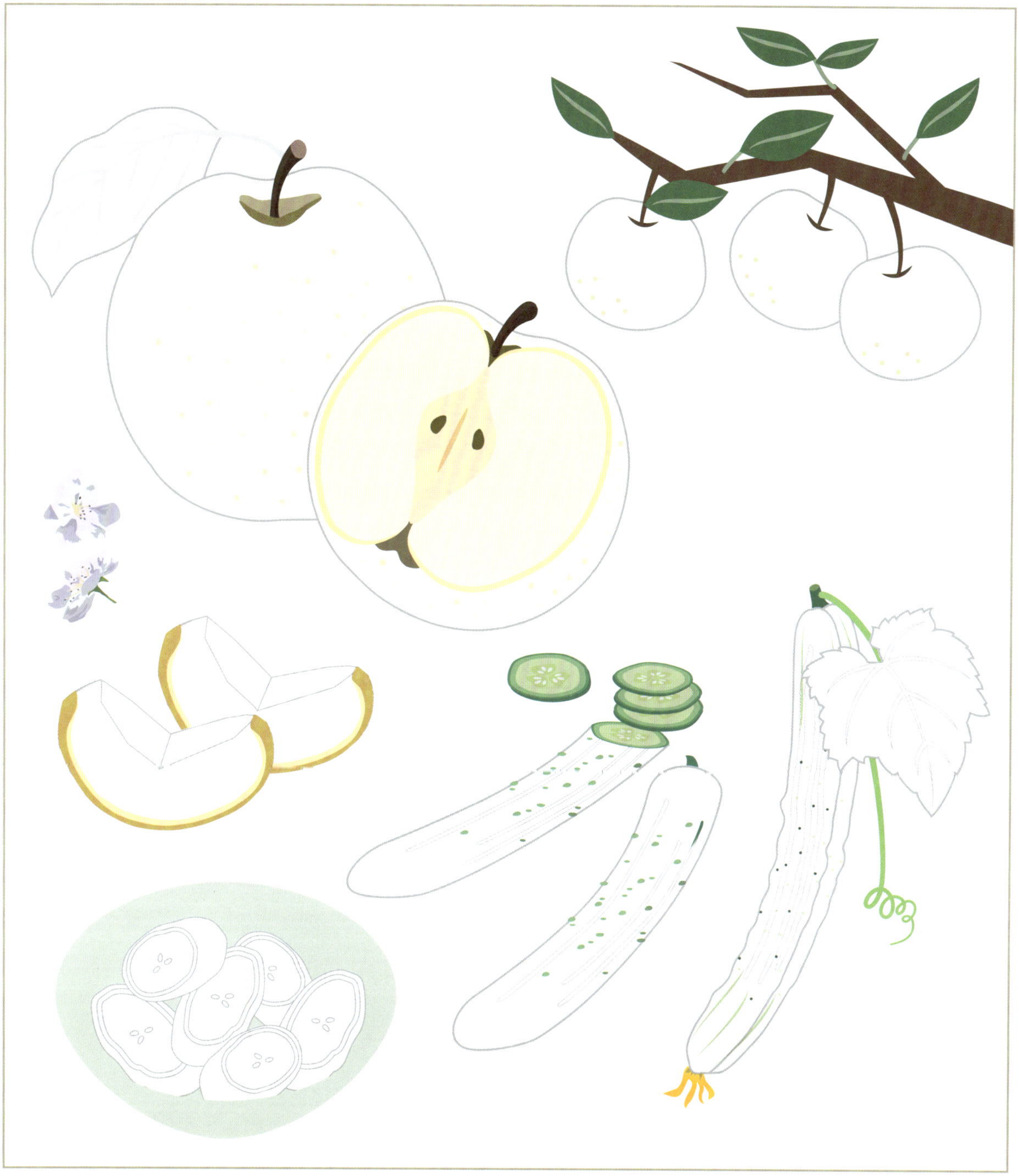

 ,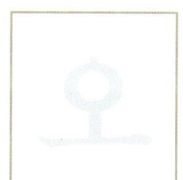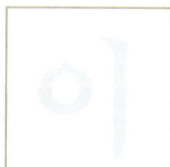

가을

감

탄닌 성분이 알코올 분해하고 소화에 도움, 비타민 A가 시력 보호
어울리는 음식: 도토리, 호두, 잣, 사과, 달걀, 브로콜리

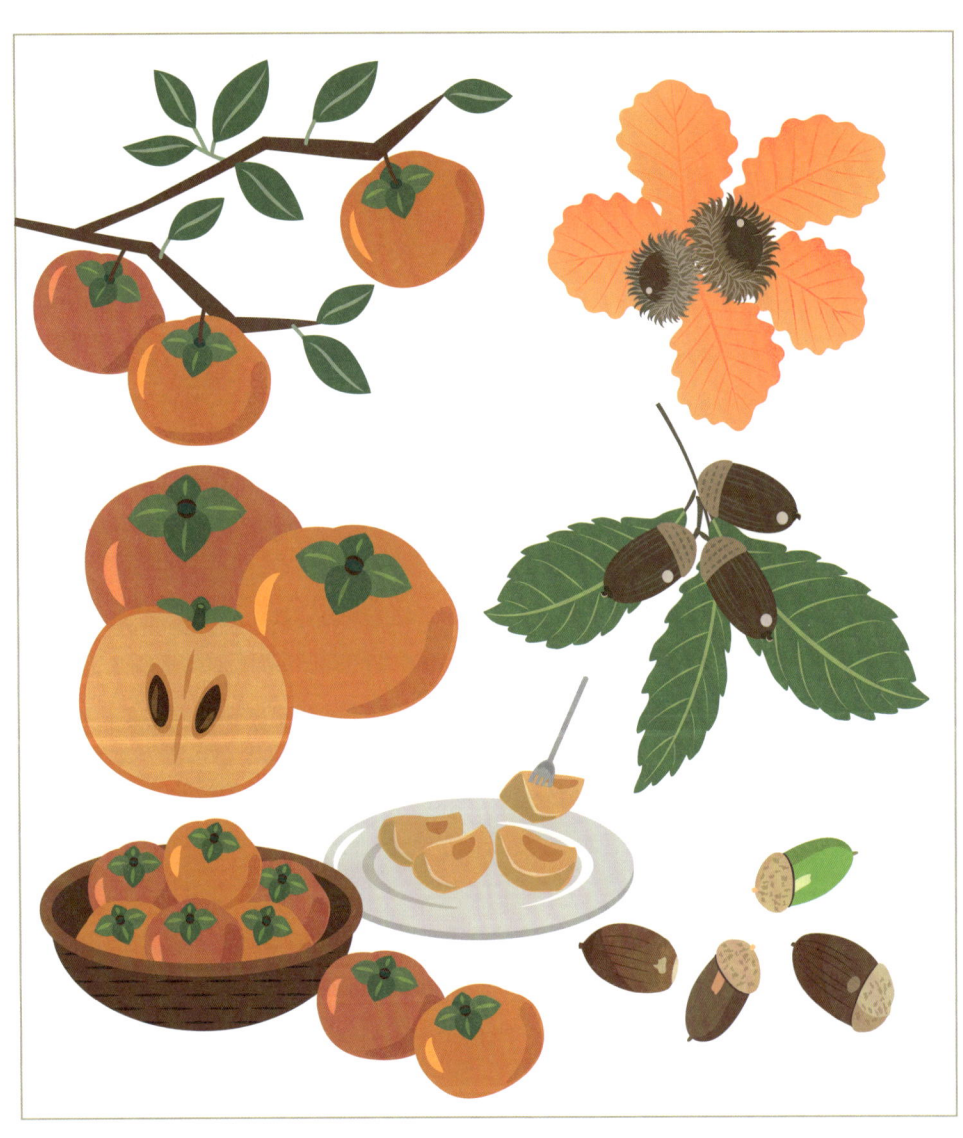

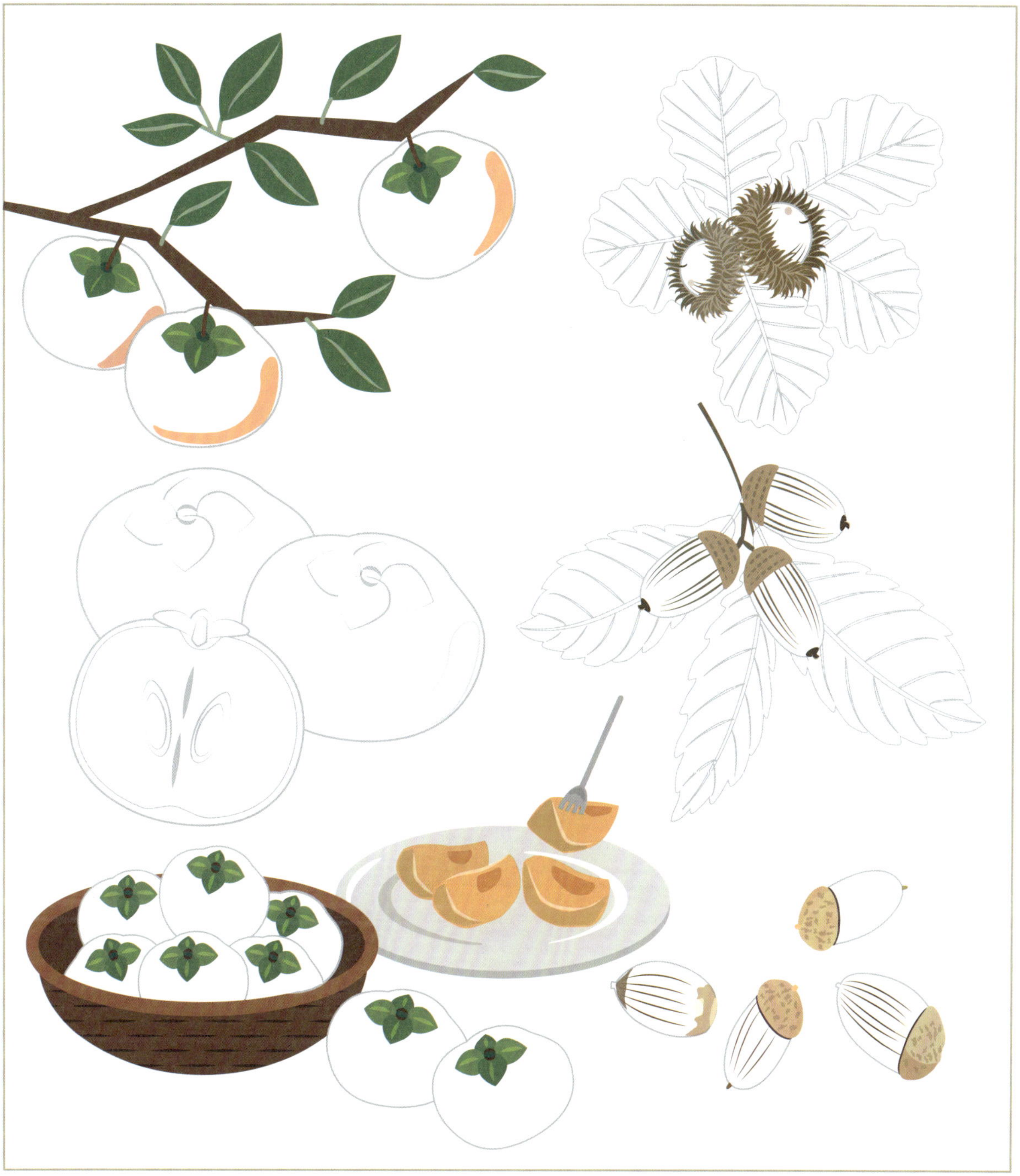

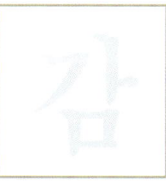   

감, 도토리

가을

밤

5대 영양소를 고루 갖추고 있으며, 신장을 보호하고 피로회복, 심장병 예방
어울리는 음식: 대추, 고구마, 바나나, 키위, 달걀

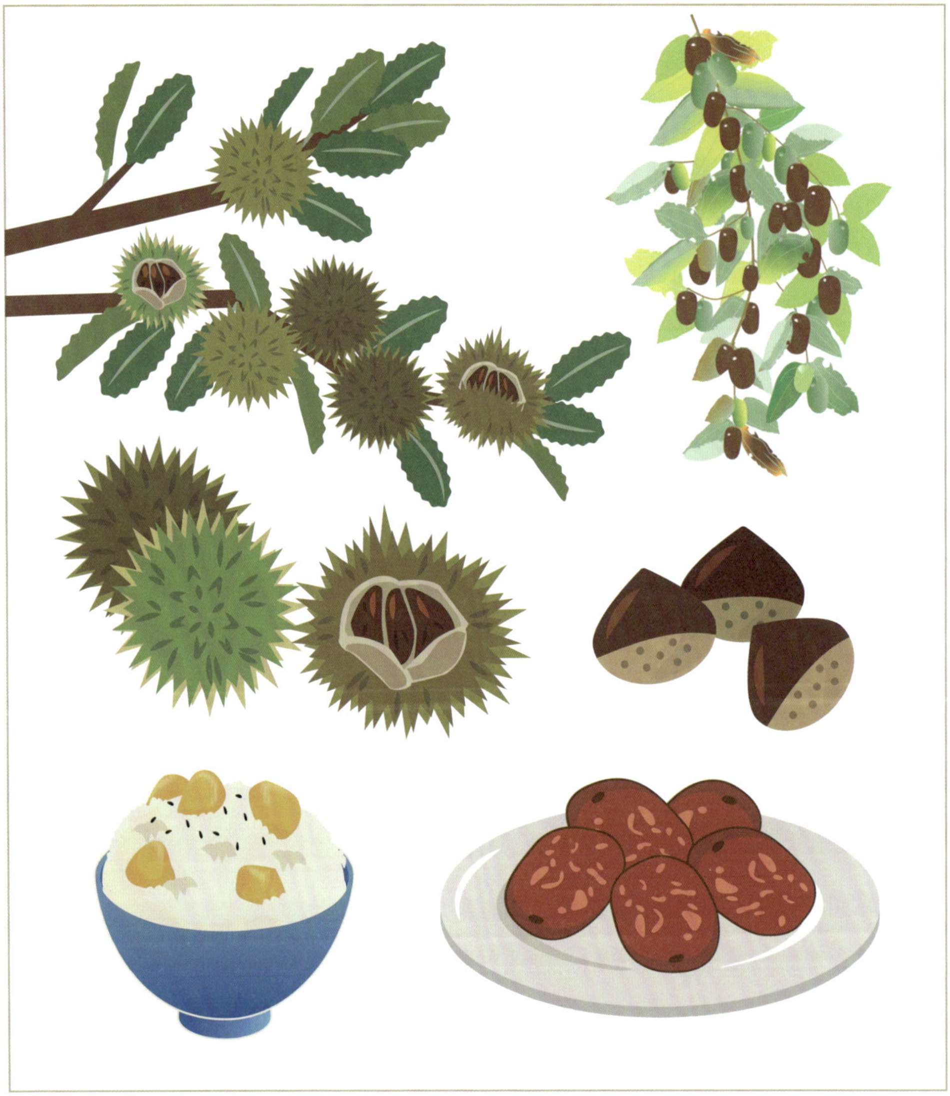

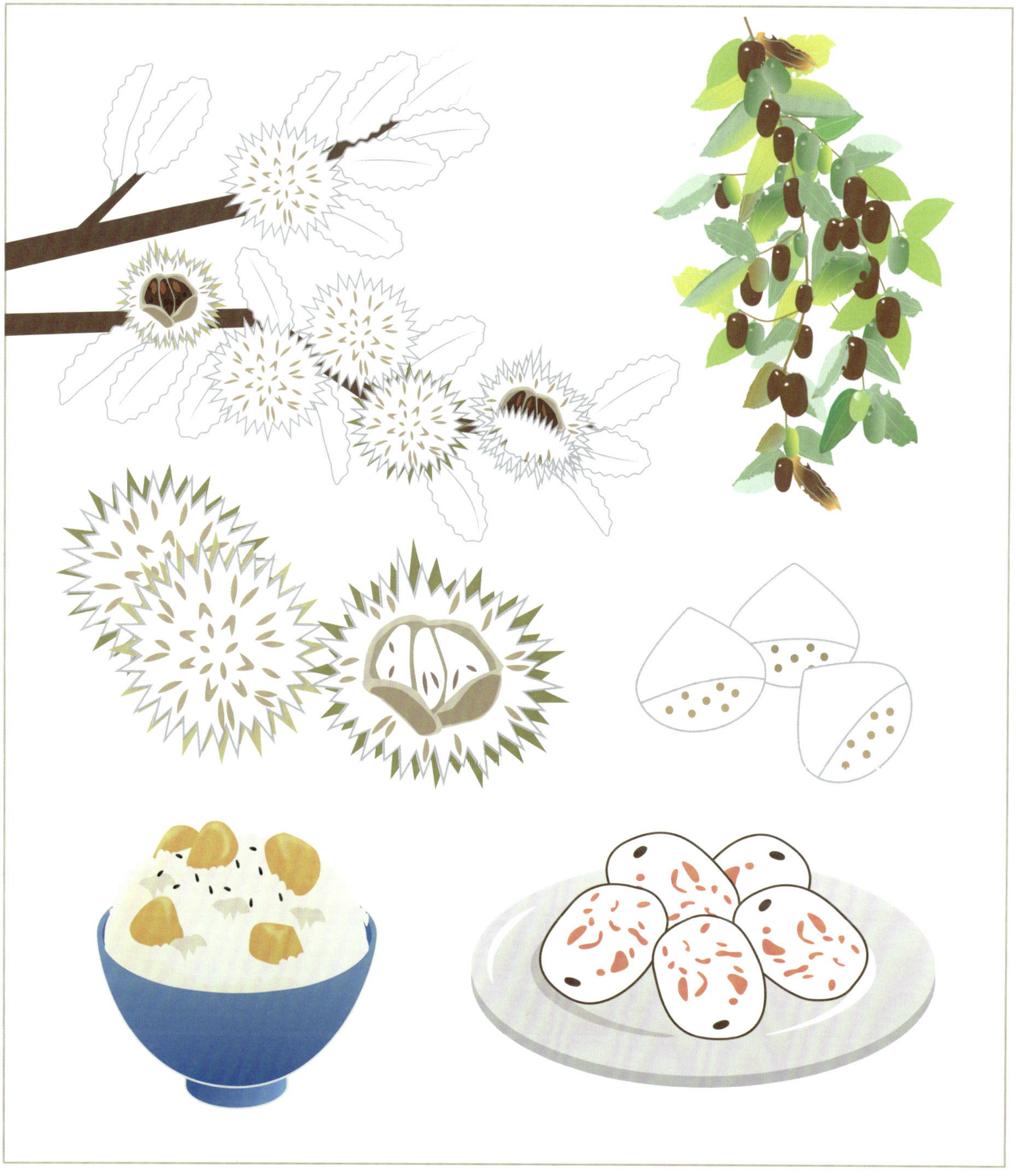

밤 , 대 주

가을

무화과

피신이 단백질 분해하여 소화를 돕고 변비 예방, 골다공증이나 몸의 산성화 예방
어울리는 음식: 호두, 초콜릿, 치즈, 토마토

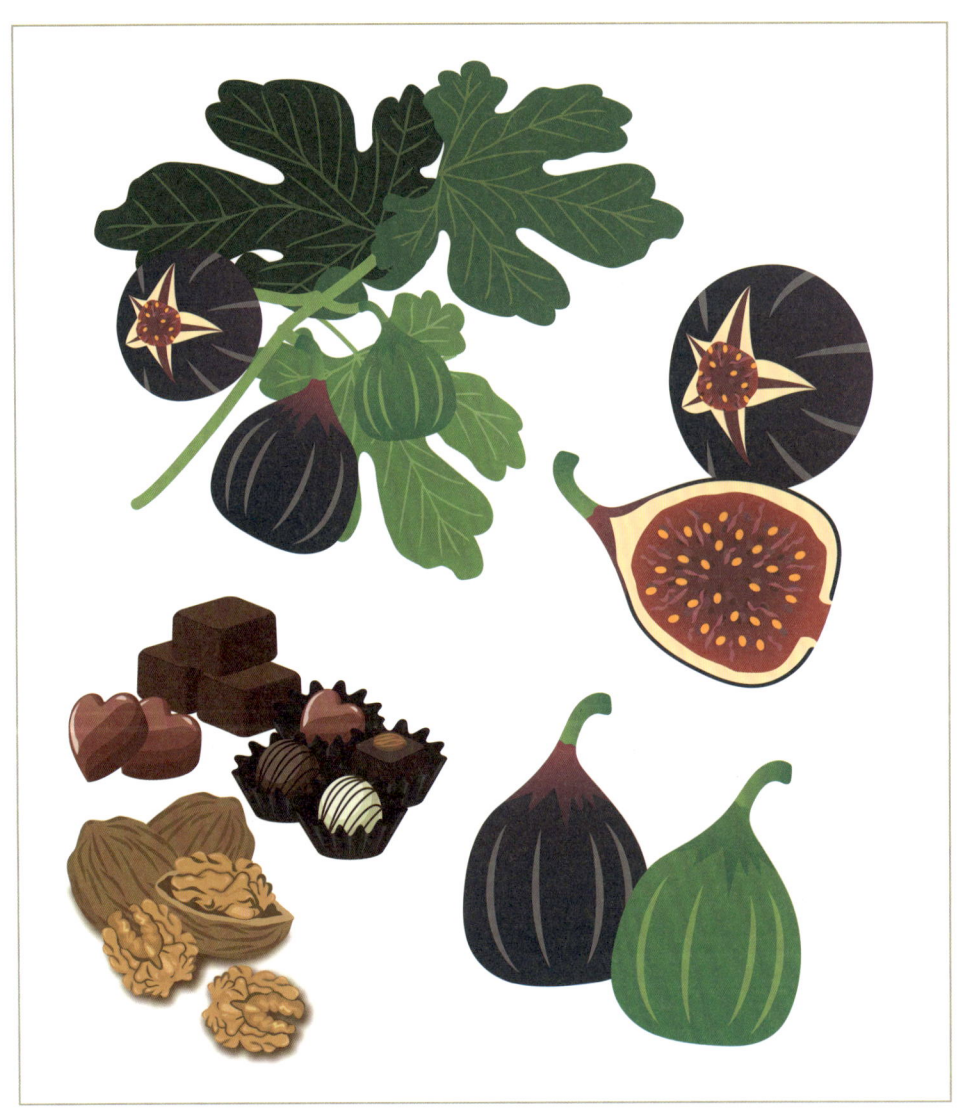

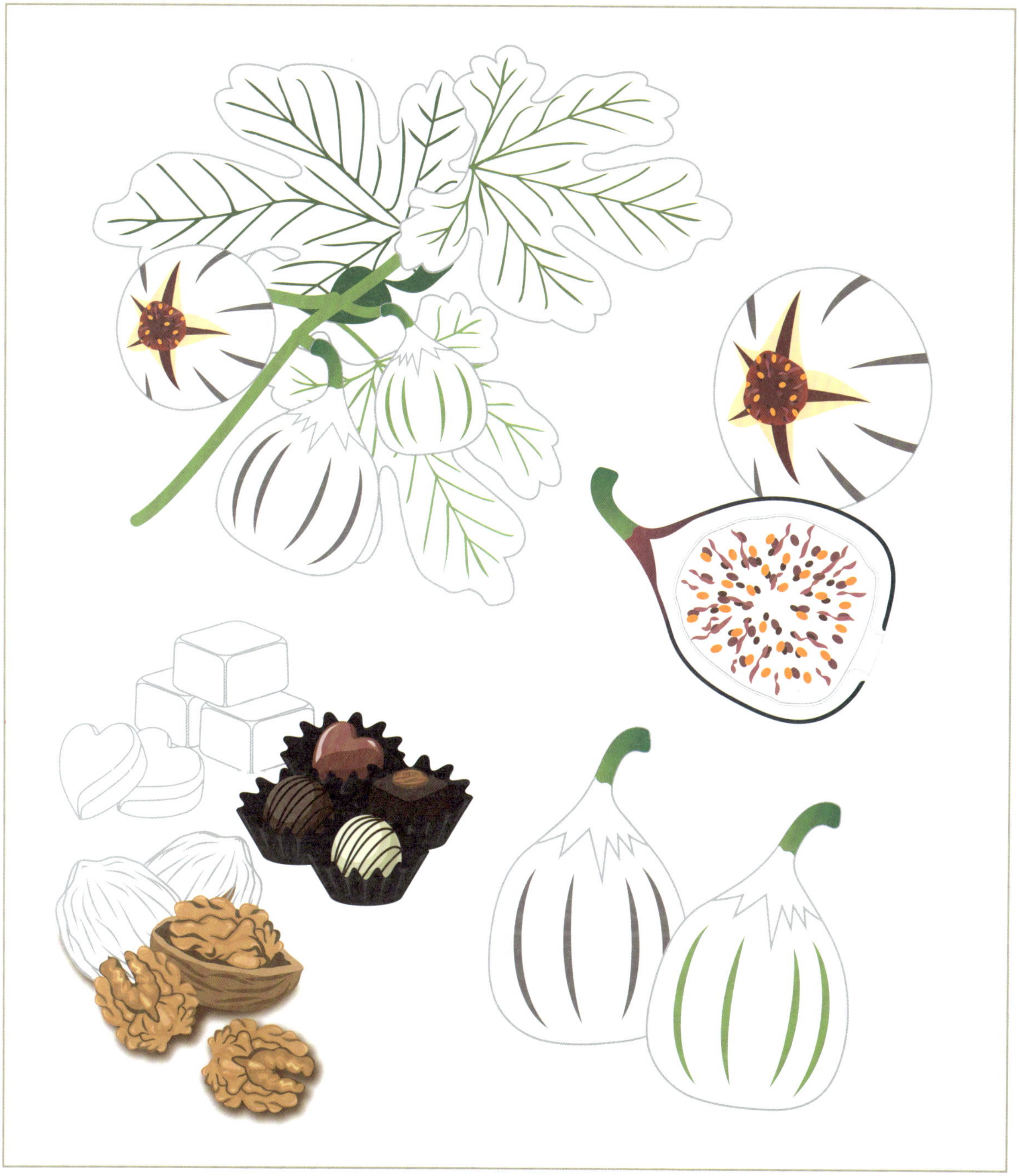

무 화 과 , 호 두

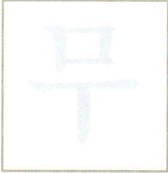 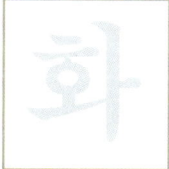 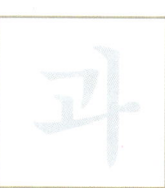 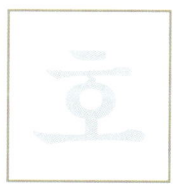 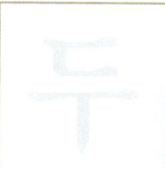

가을

모과

피로 해소, 감기 예방, 소화 촉진, 근육 이완
어울리는 음식: 생강, 사과, 키위

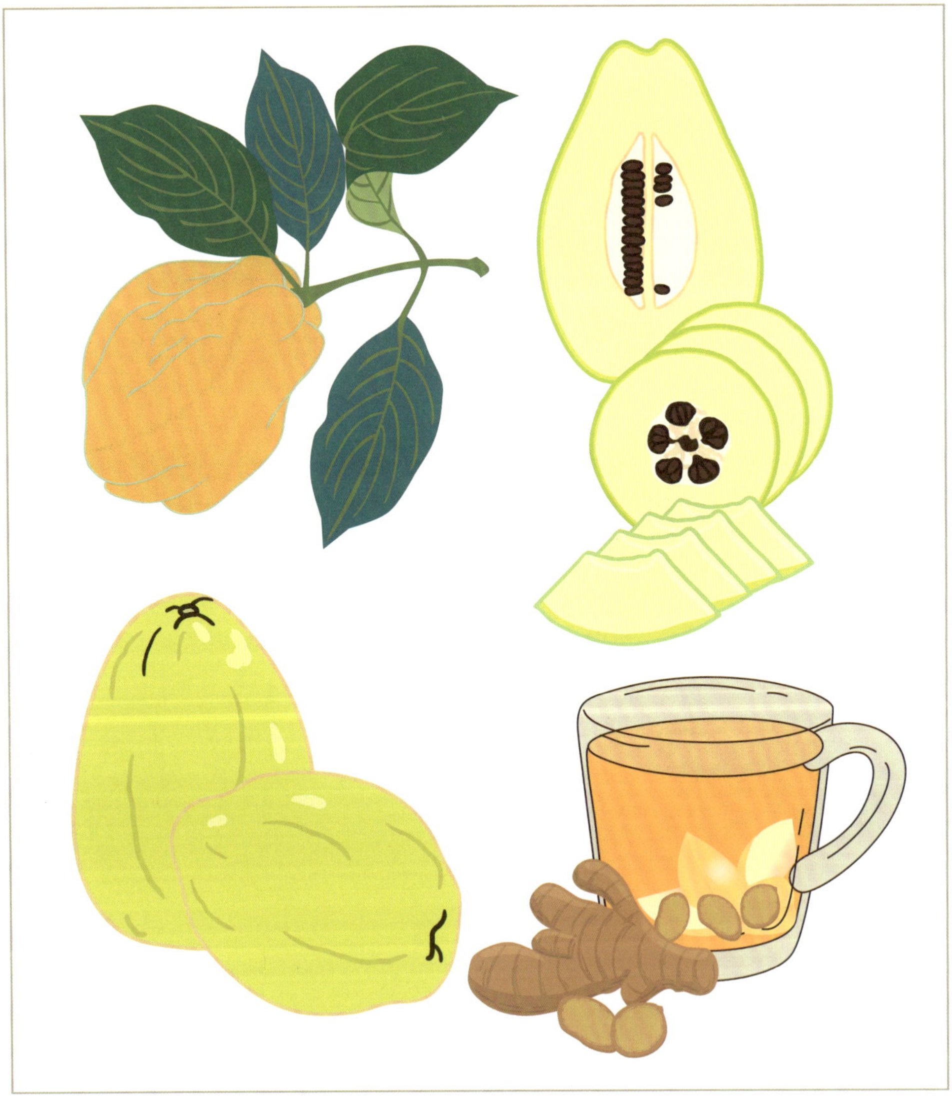

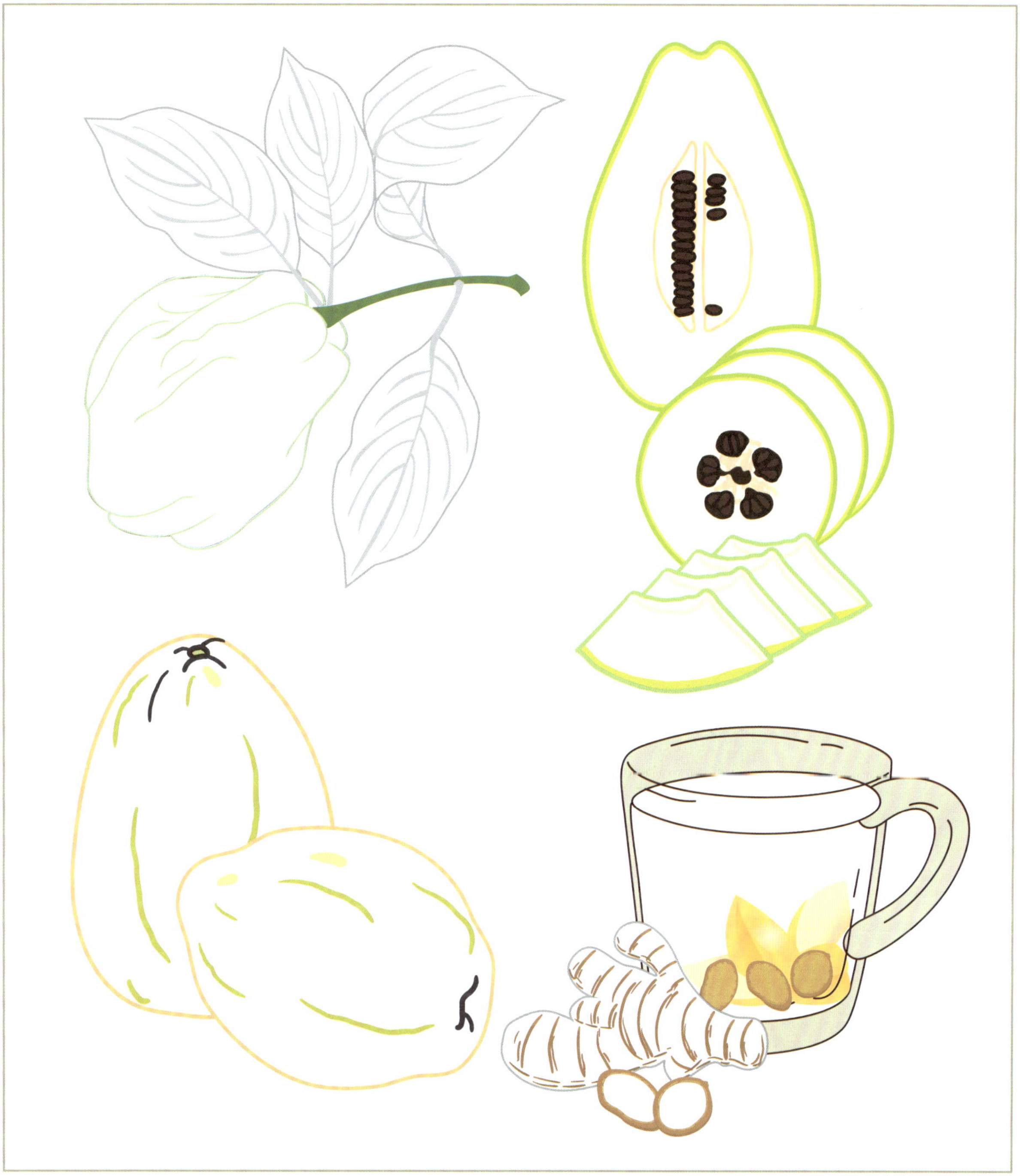

 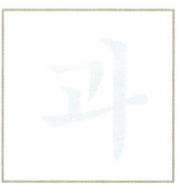,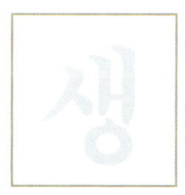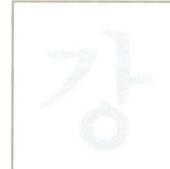

가을

호박

철분, 비타민 A·C·E와 같은 면역 강화 영양소가 풍부, 부종에 효과
어울리는 음식: 달걀, 팥, 꿀, 돼지고기, 우유

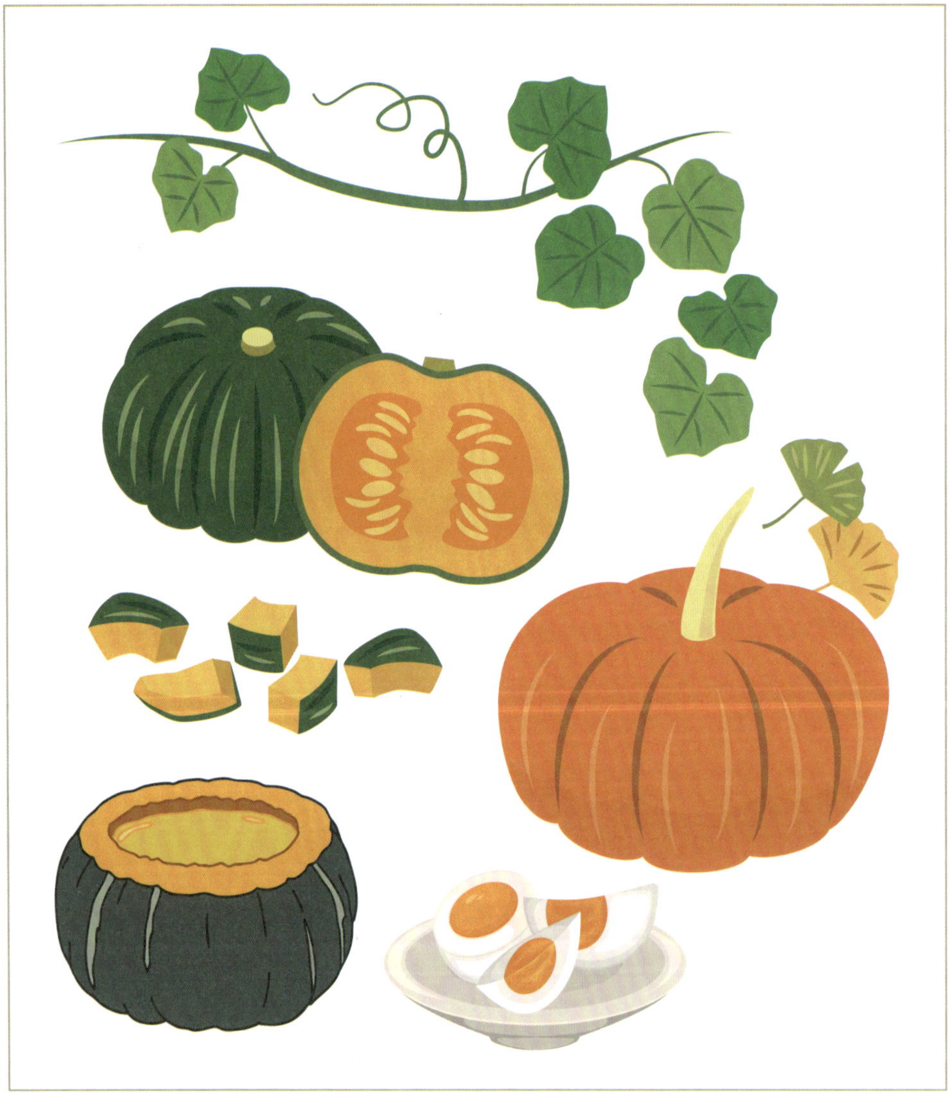

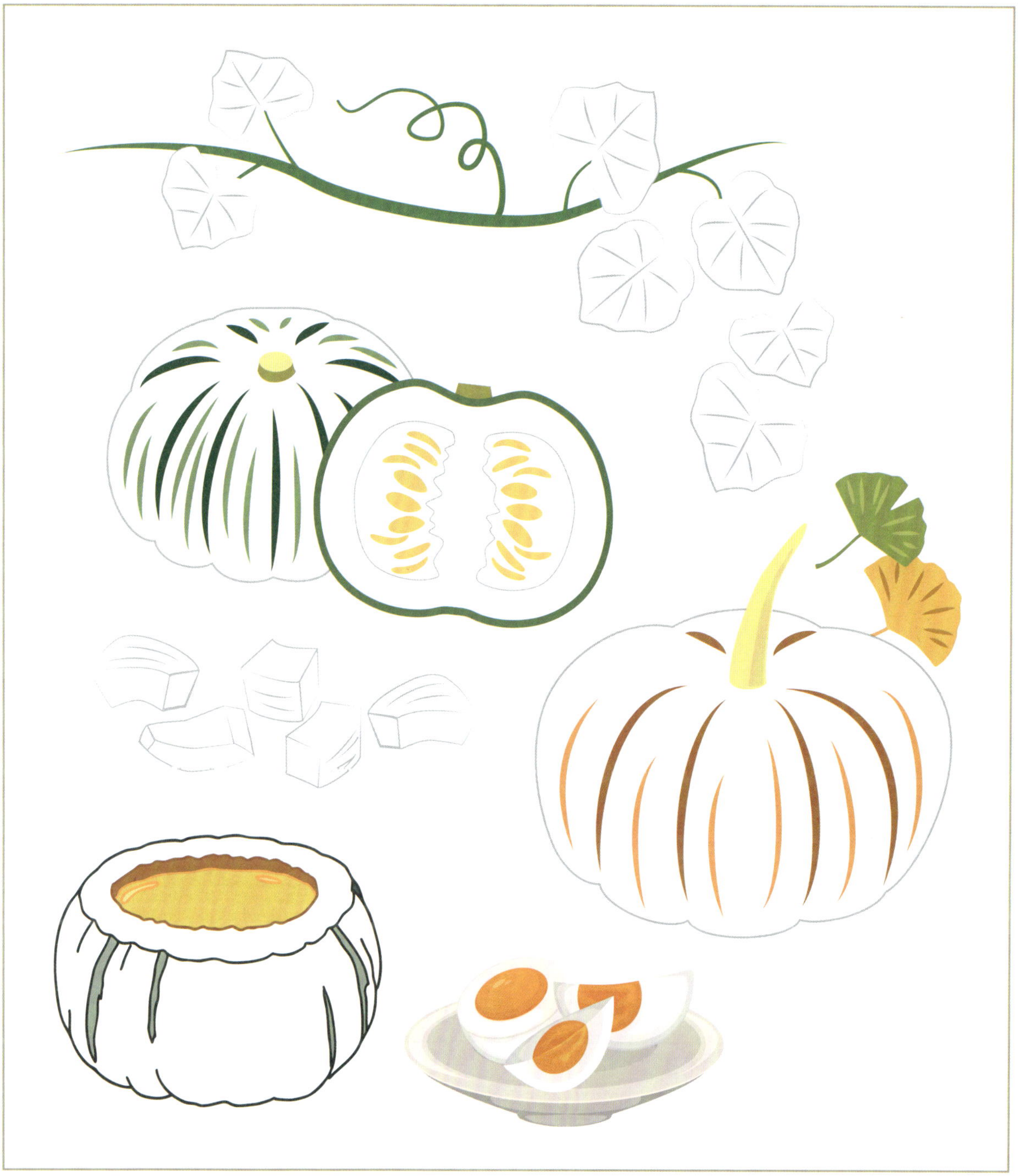

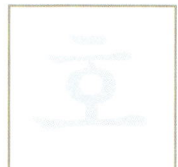 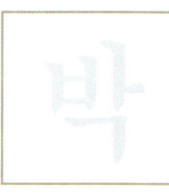,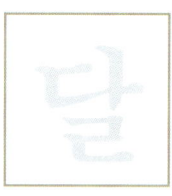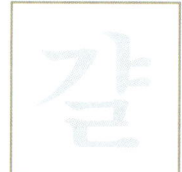

호박, 달걀

겨울

귤

비타민 C가 풍부하여 면역력 강화와 항산화 작용, 베타카로틴이 시력 보호
어울리는 음식: 고구마, 시금치, 브로콜리, 꿀

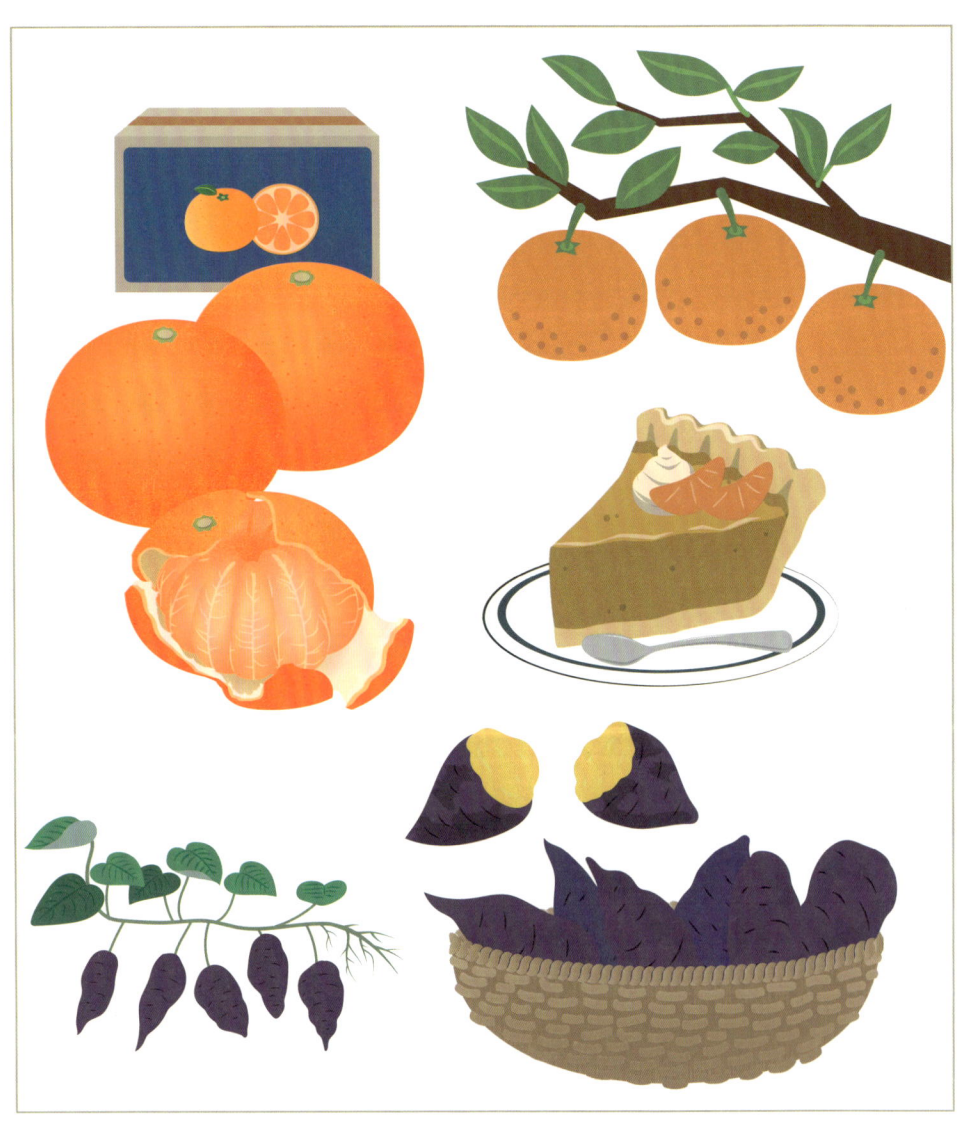

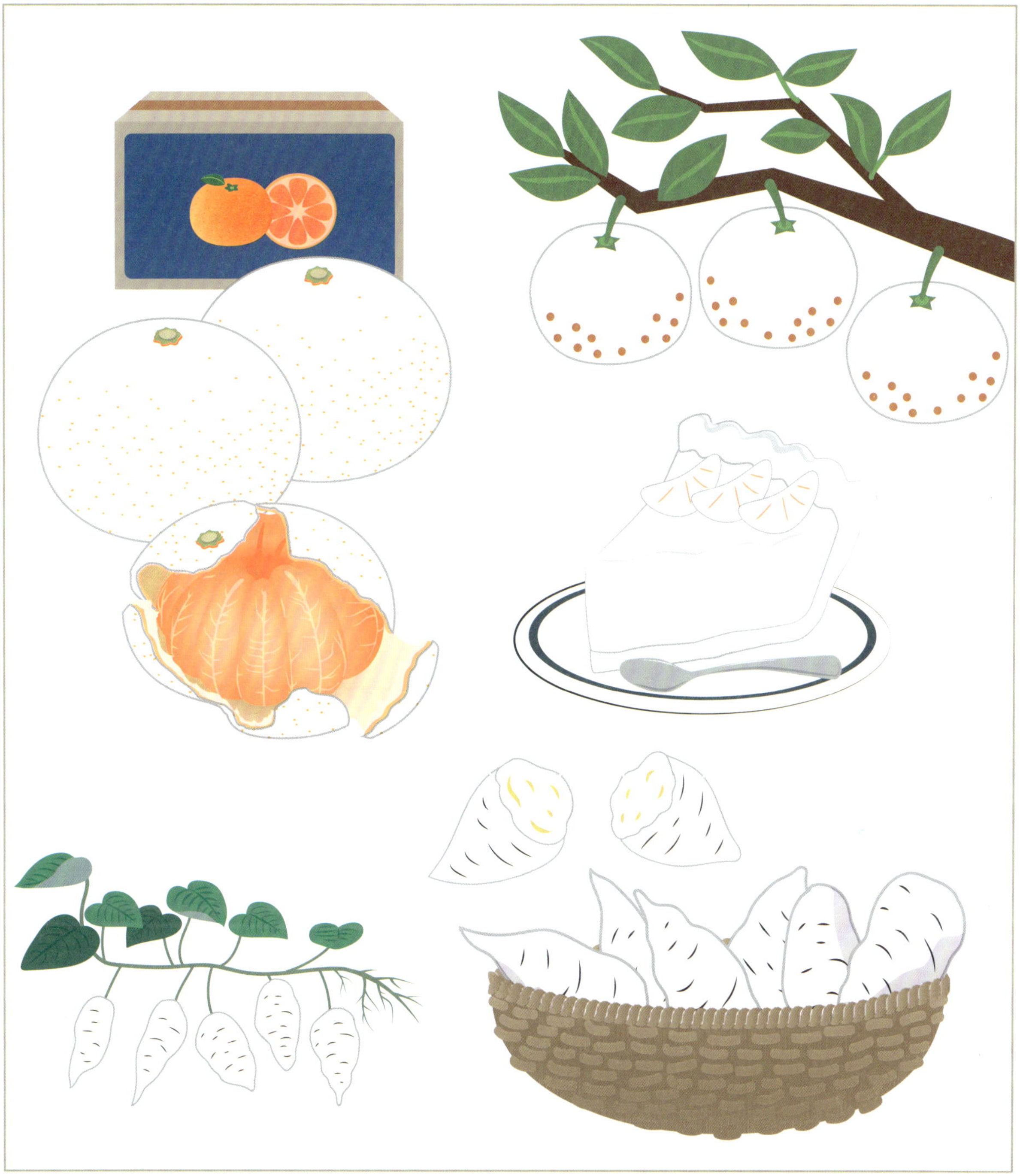

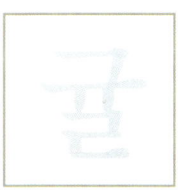  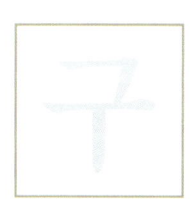 

겨울

석류

피부 미용, 갱년기 증상 완화, 여성 질환 개선, 심장 및 간 기능 회복, 동맥경화 및 전립선암 예방
어울리는 음식: 적채, 견과류, 토마토, 우유, 양파, 아보카도

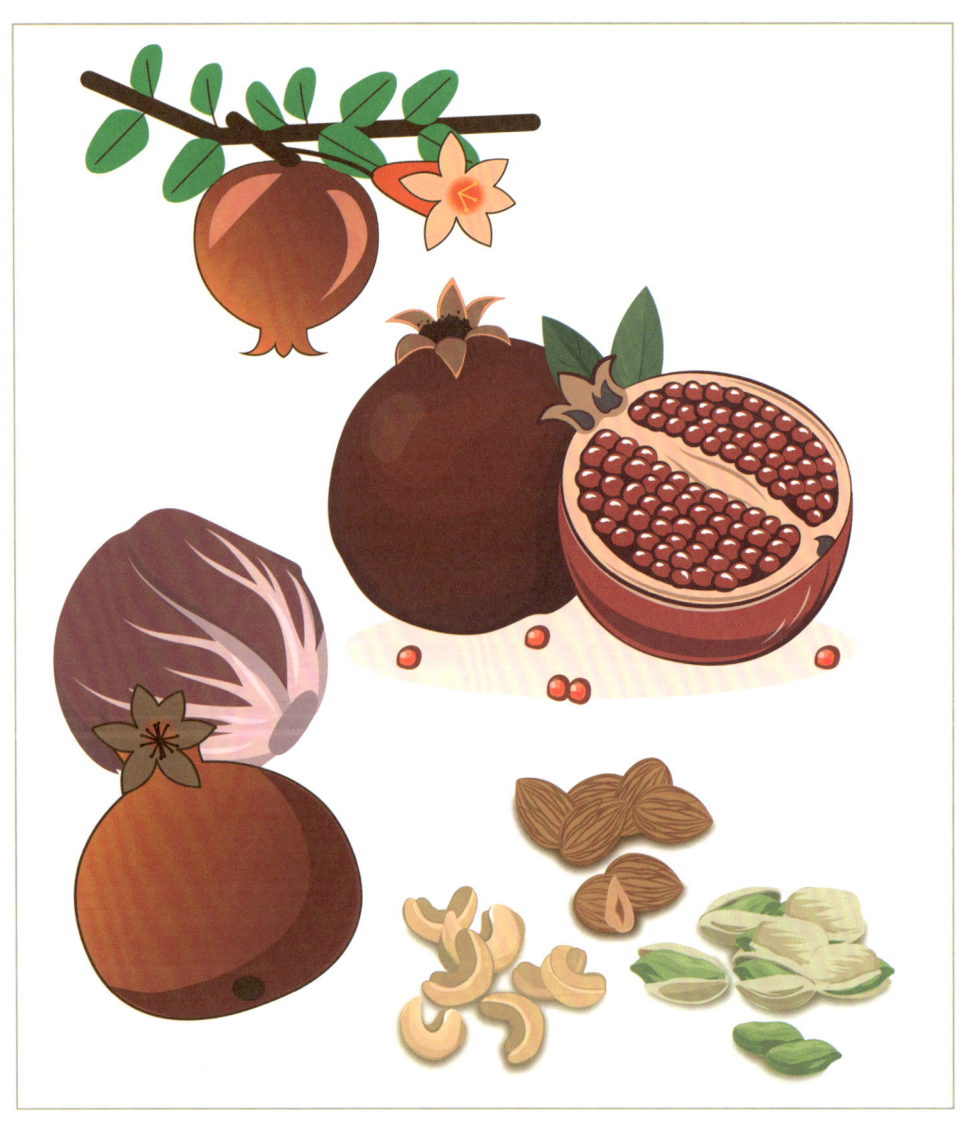

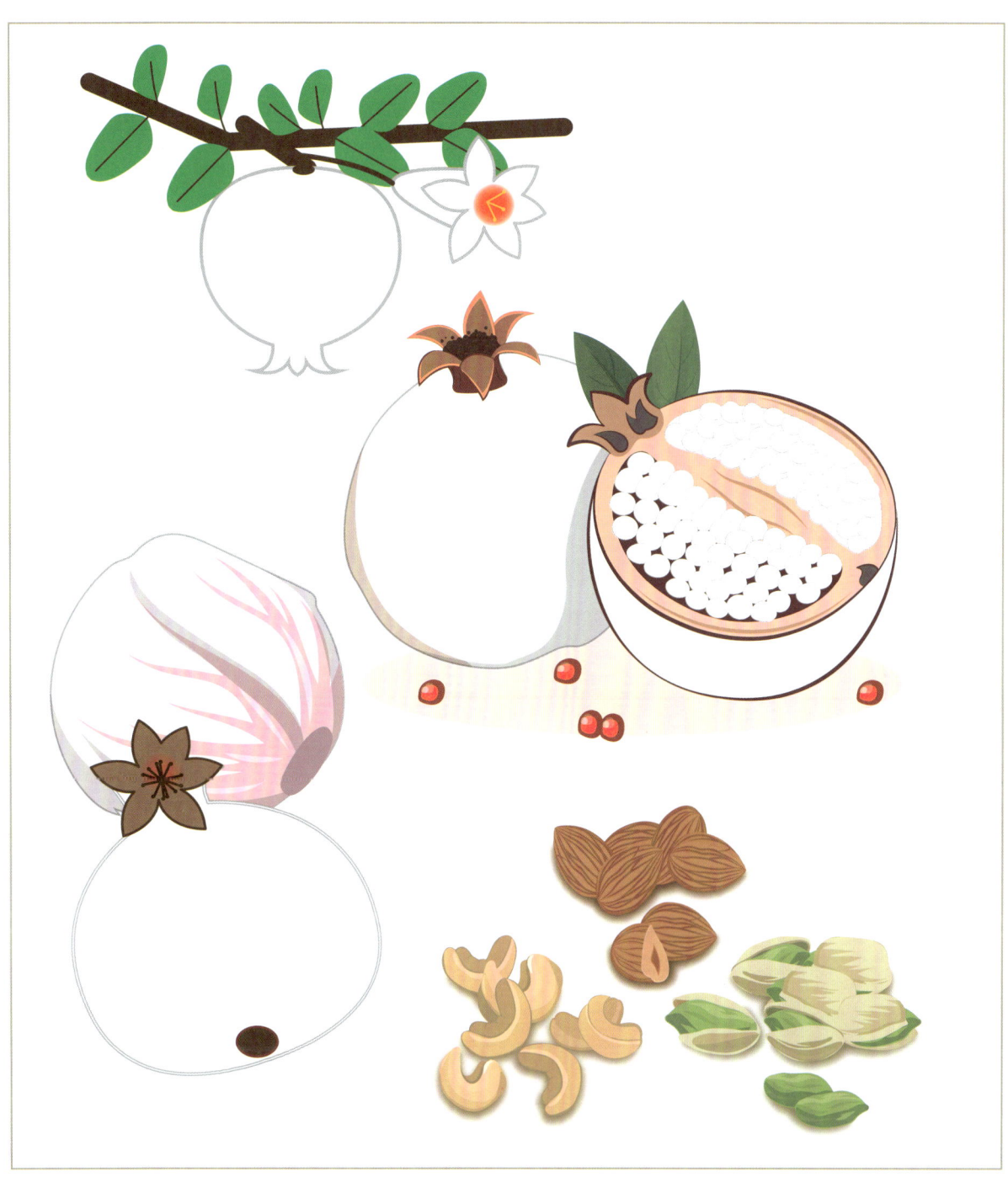

석류, 적채, 견과

겨울

키위

비타민 C, 비타민 A, 엽산, 칼슘, 칼륨, 식이섬유 등이 풍부
어울리는 음식: 상추, 부추, 바나나, 요거트

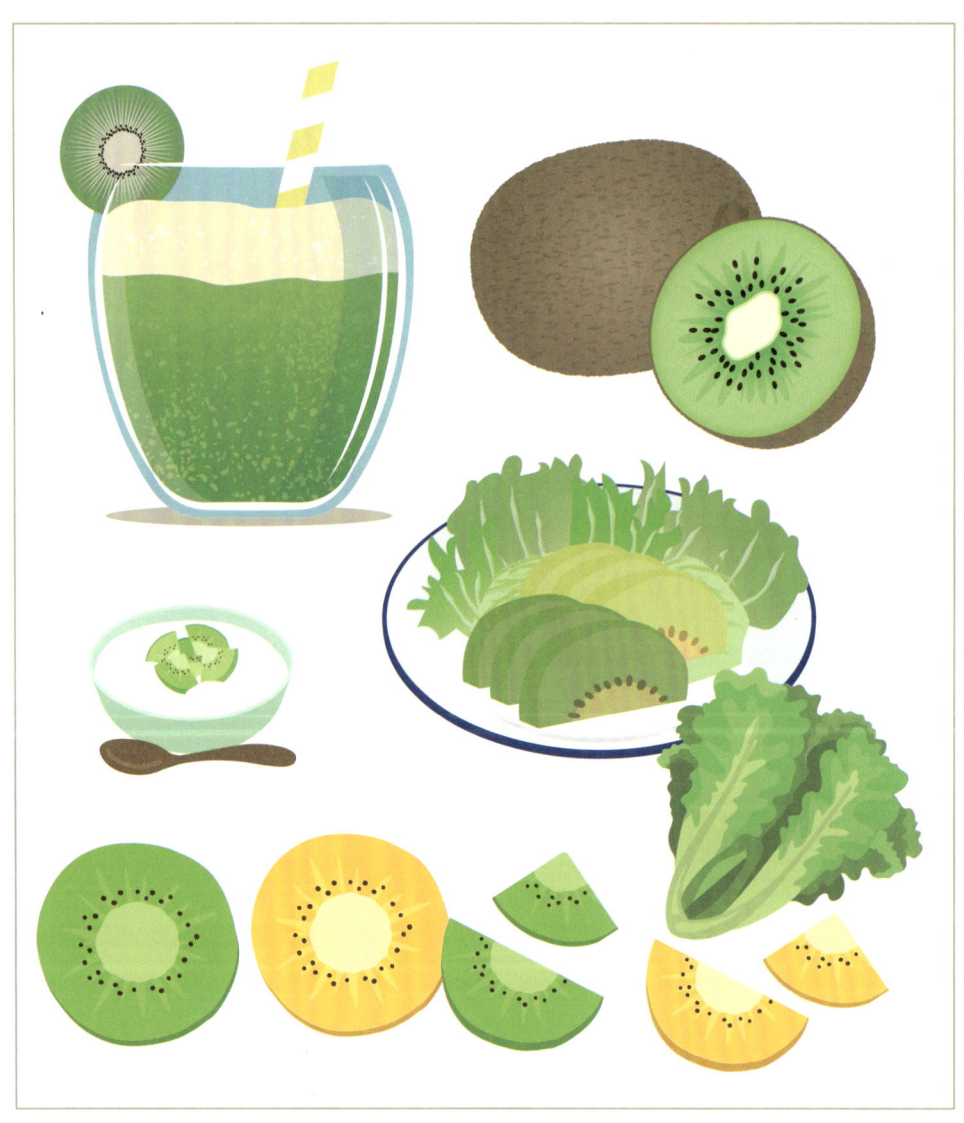

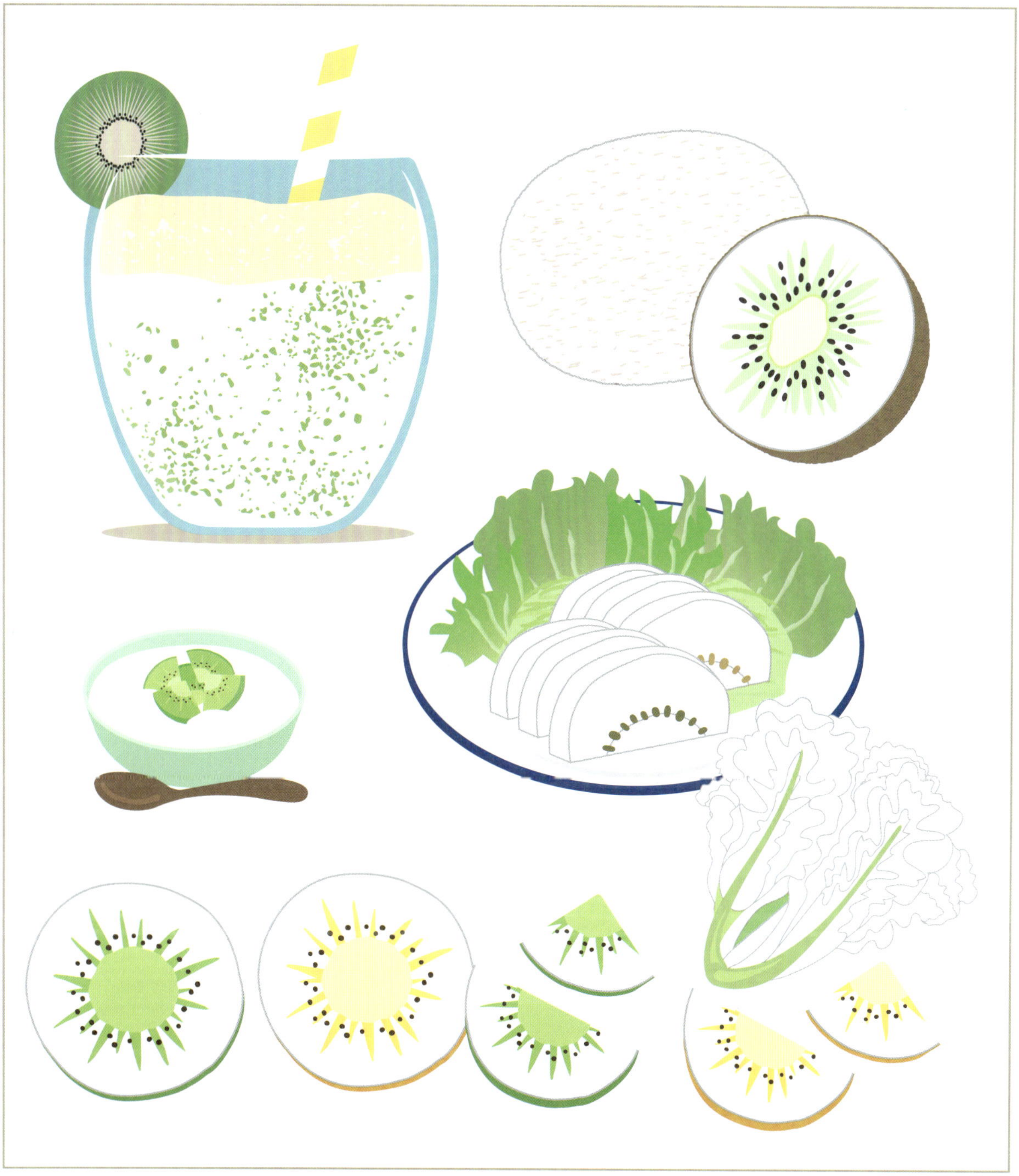

키위, 상추

겨울

유자

비타민C 풍부, 플라보노이드가 혈액순환, 피부건강, 소화개선
어울리는 음식: 꿀, 아보카도, 오렌지, 시금치, 생강

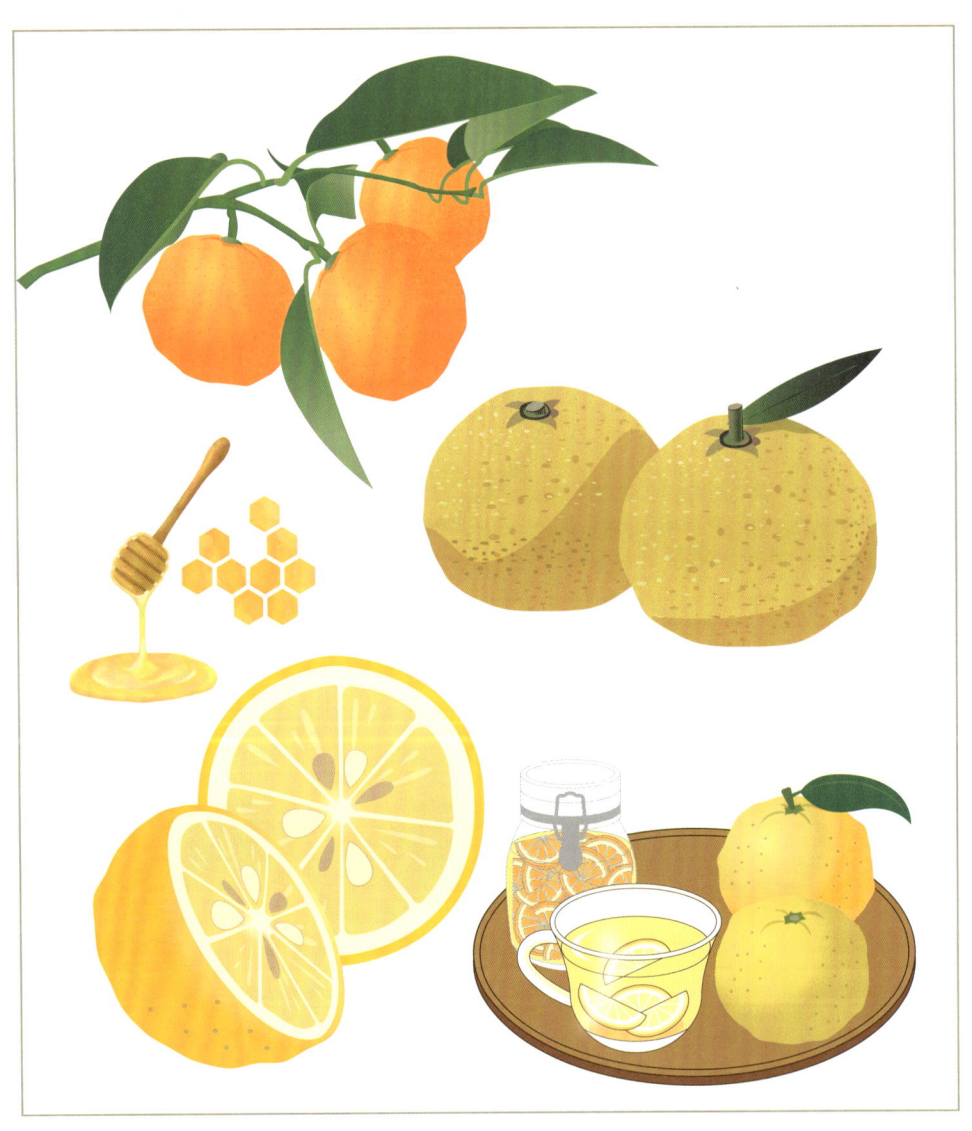

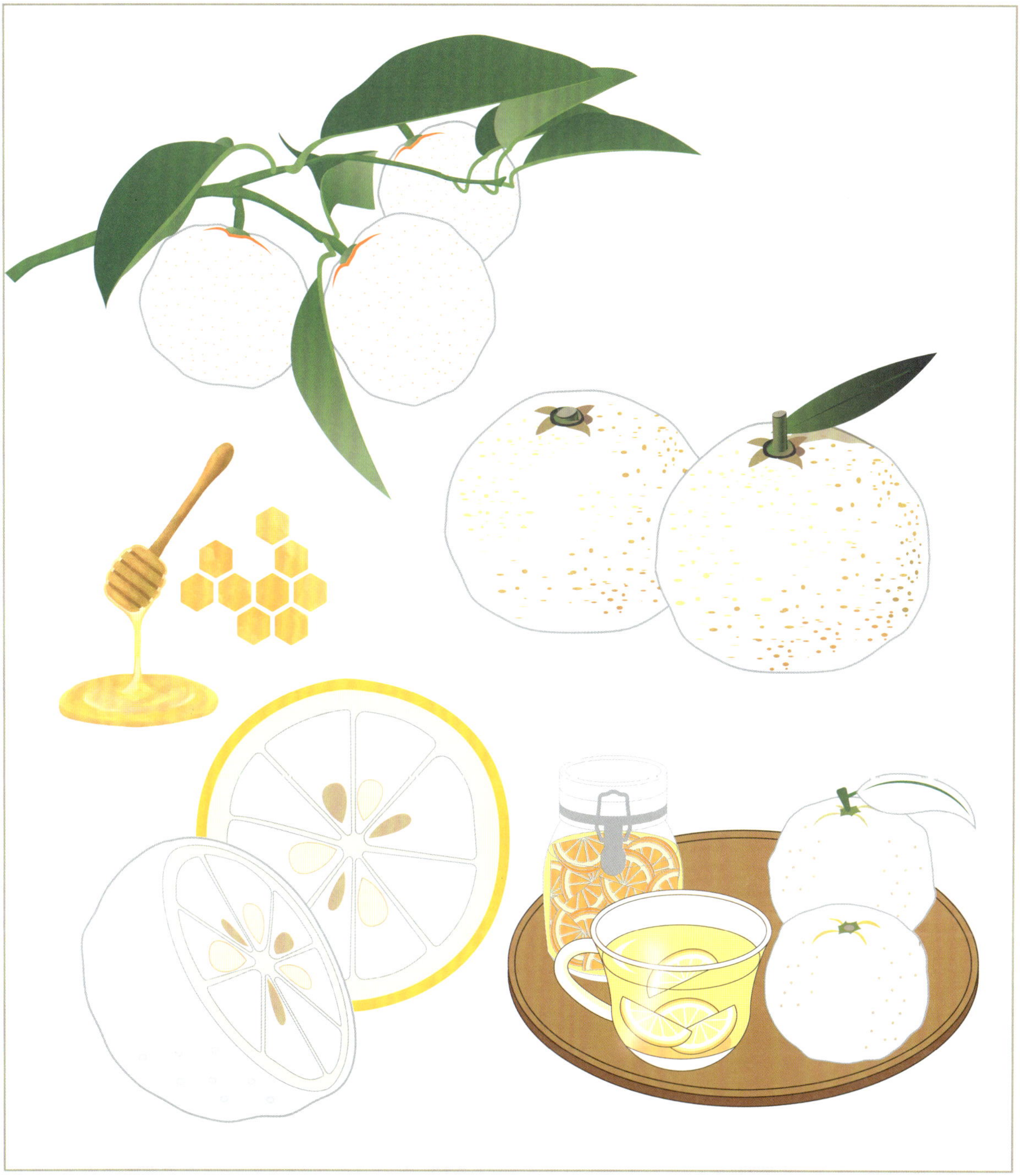

유 자 , 꿀

겨울

아보카도

심혈관 건강, 콜레스테롤 관리, 피부 개선
어울리는 음식: 새우, 연어, 레몬, 라임, 토마토

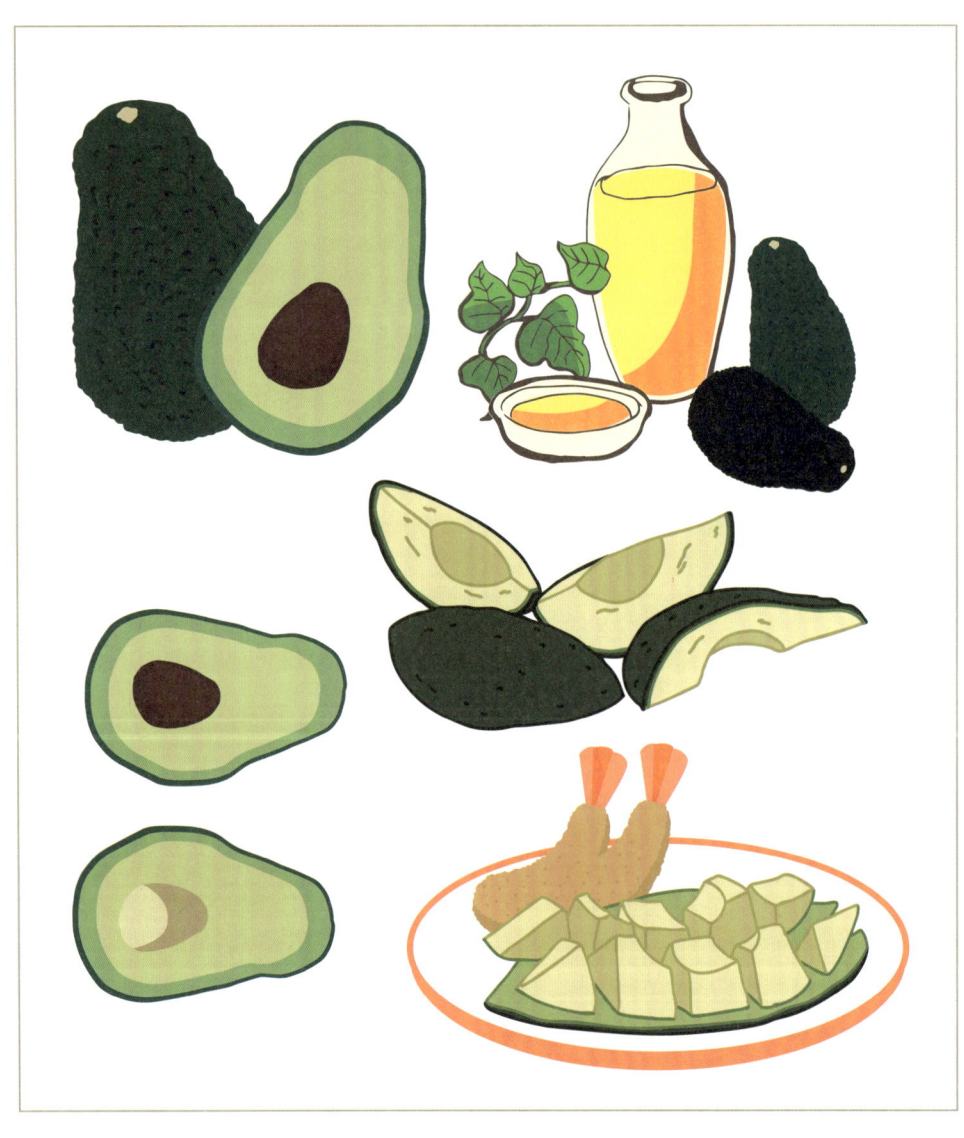

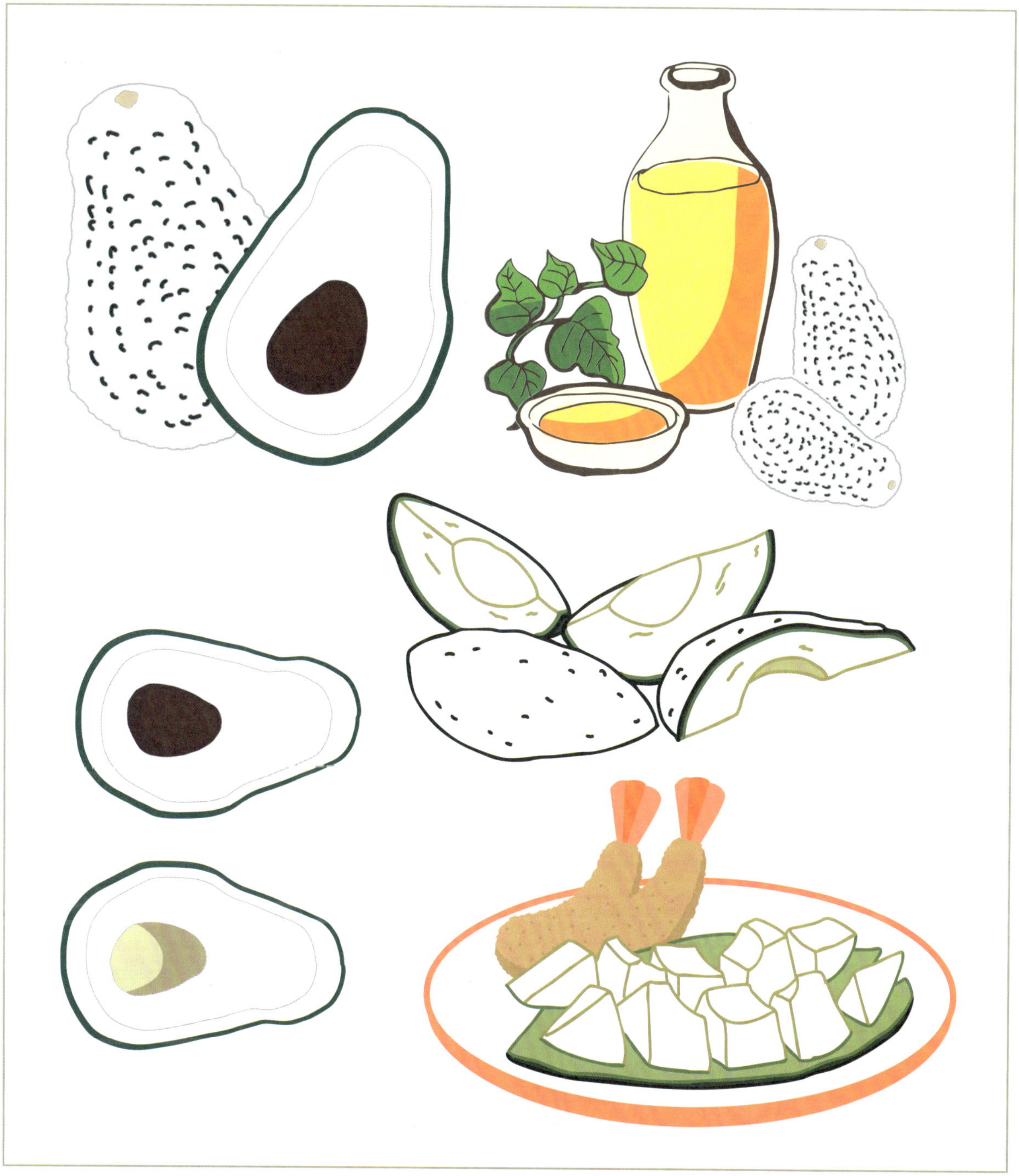

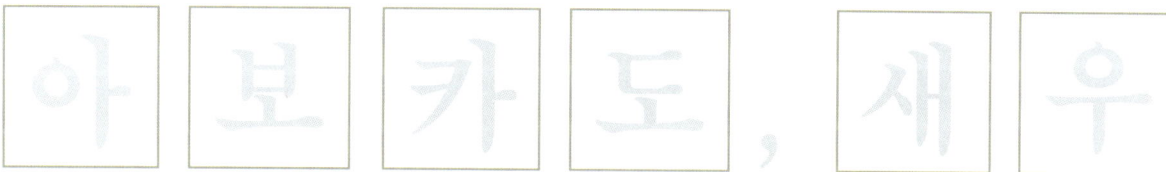

아보카도, 새우

겨울

자몽

면역력 강화, 피로 회복, 숙취 해소
어울리는 음식: 양배추, 파인애플, 미역, 부추

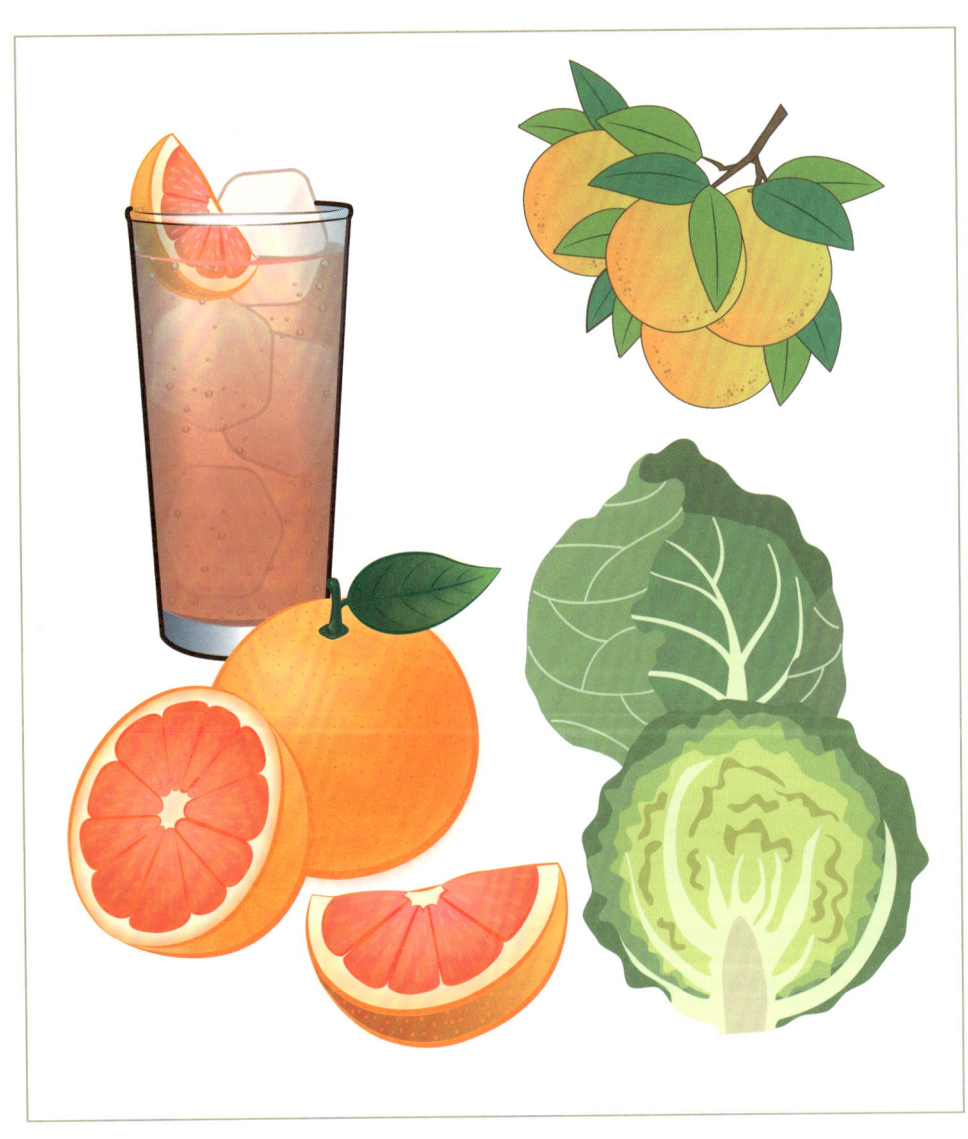

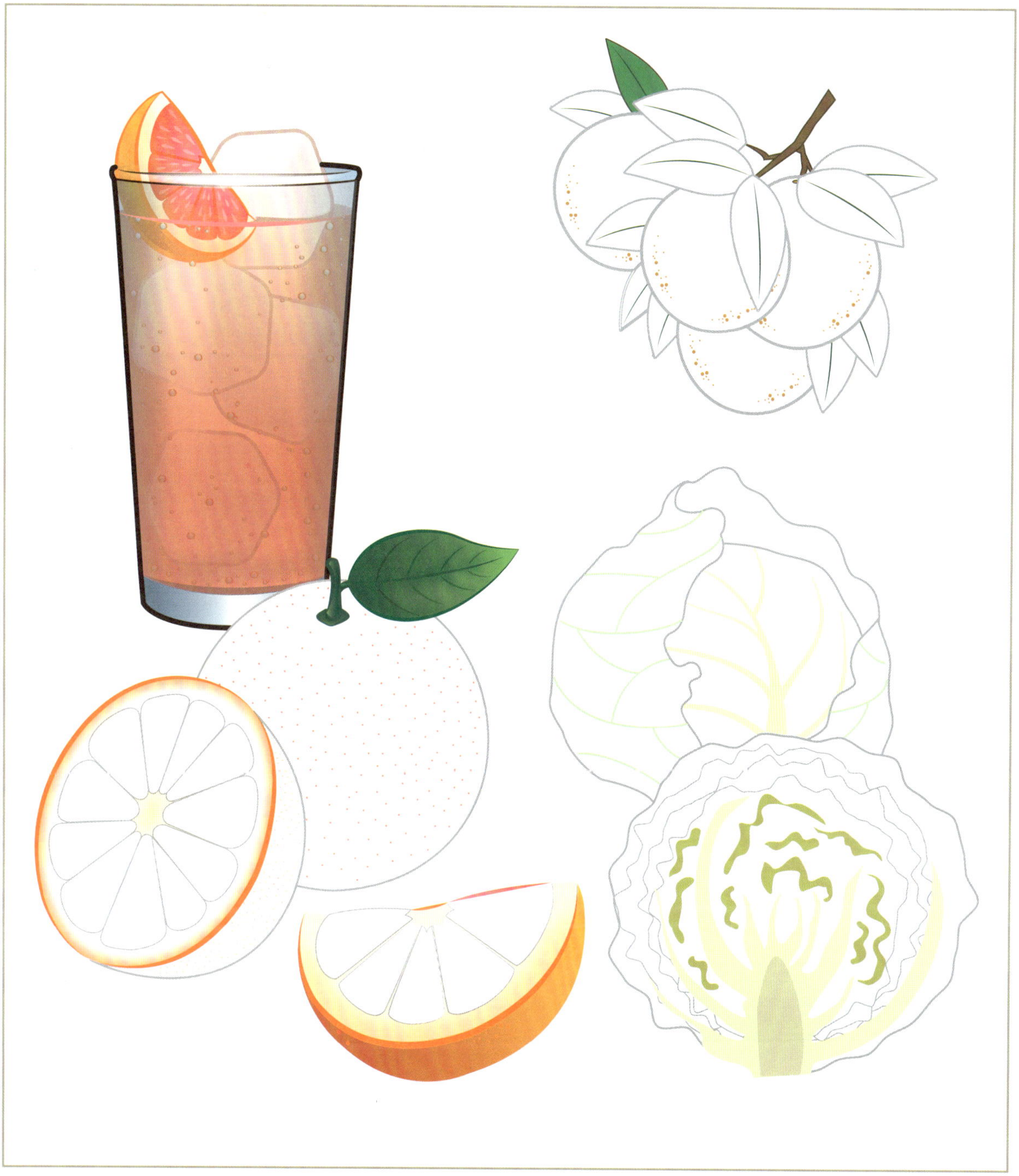

자몽, 양배추

겨울

한라봉

비타민 C, 구연산, 항산화 물질 등 다양한 영양소가 풍부
어울리는 음식: 배추, 브로콜리, 우유, 요거트

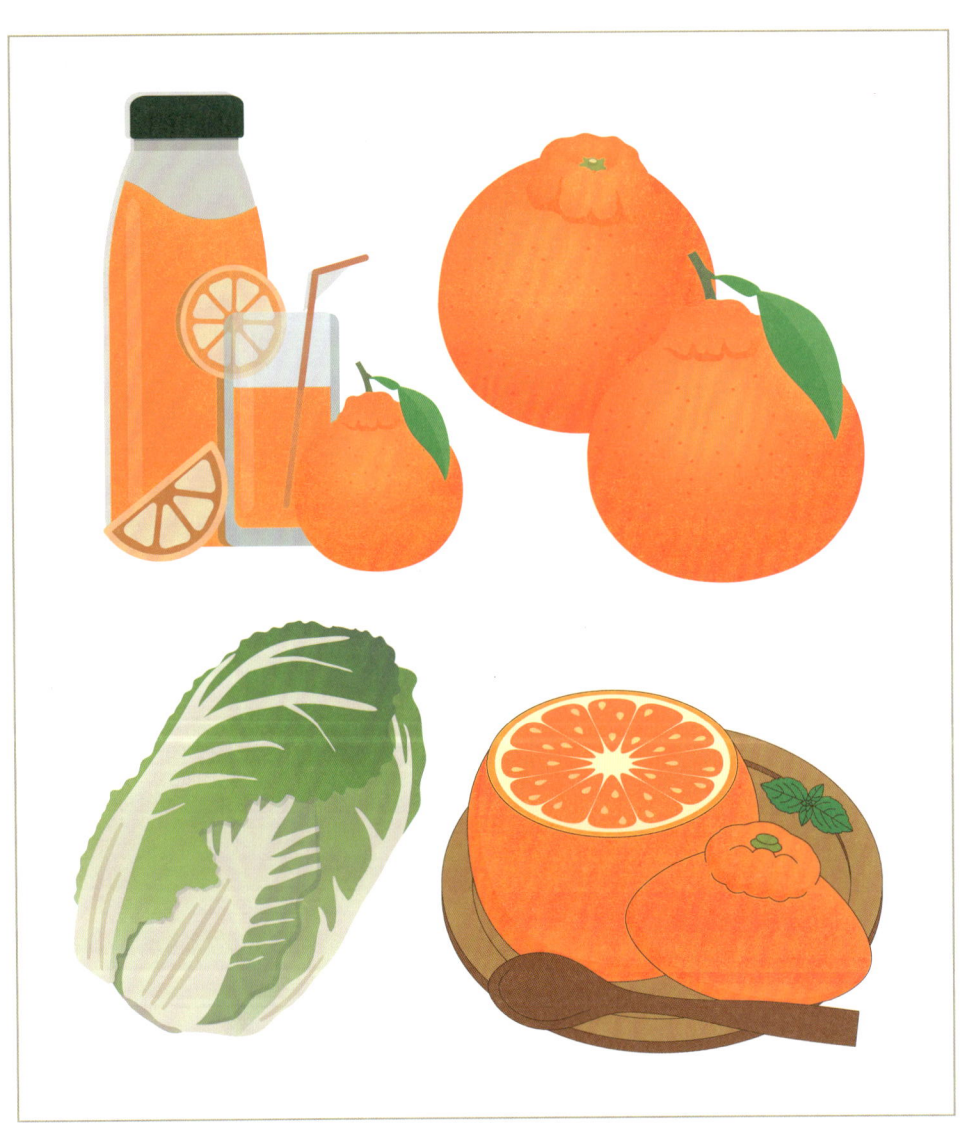

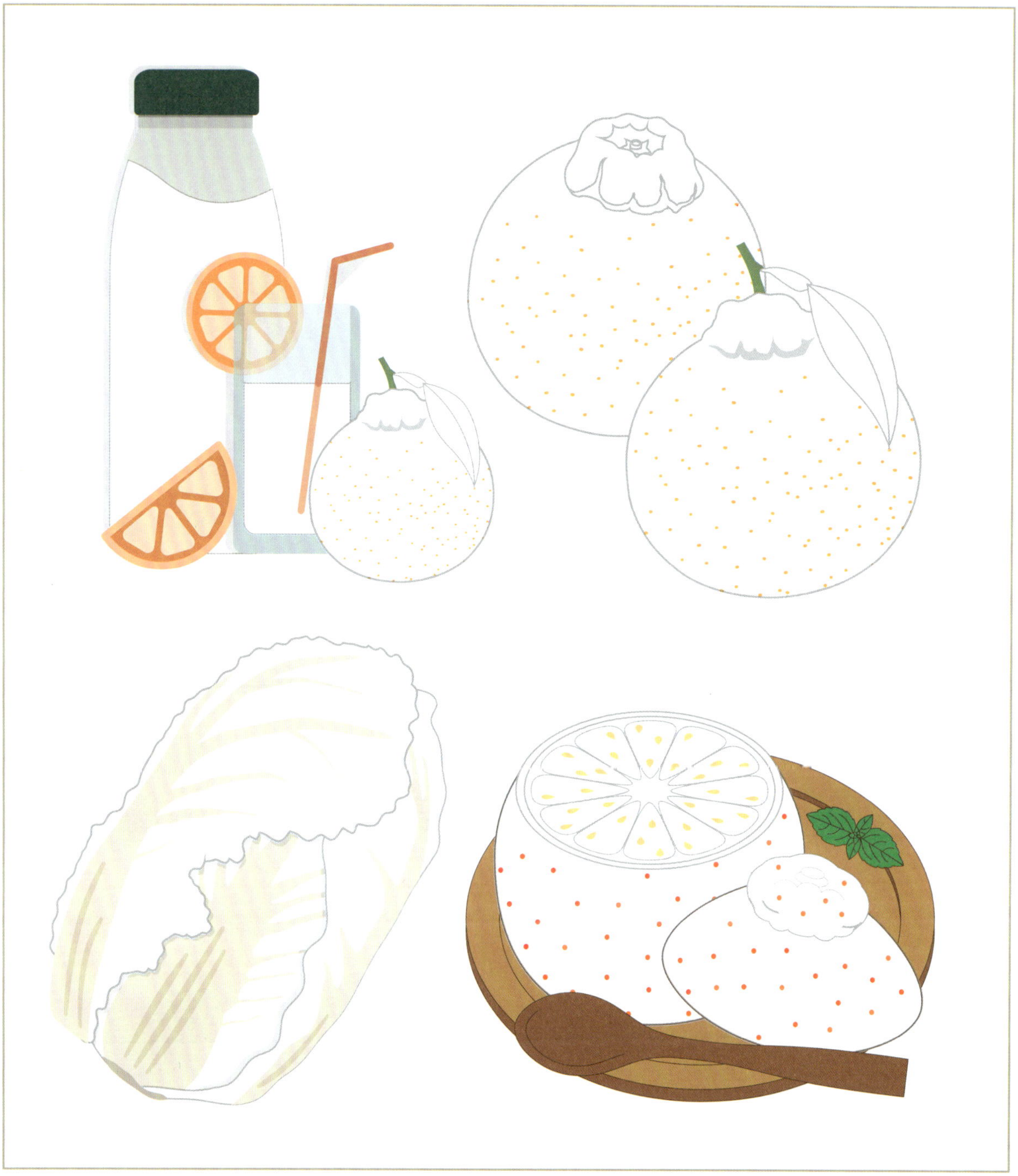

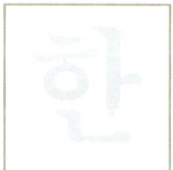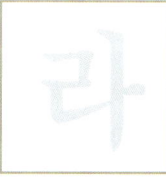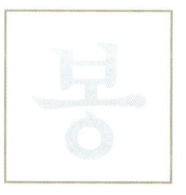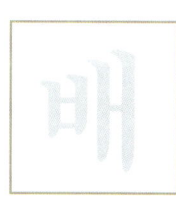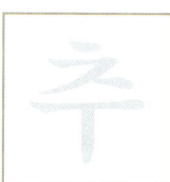

한 라 봉, 배 주

사용 그림	내지·표지 Designed/Image by freepik, 정위현

하루 한 장 치매 예방과 뇌 건강을 위한 작은 습관
사계절 건강과일 시니어 컬러링북

1판 1쇄 펴냄 2025년 8월 5일

지은이 WG Contents Group

펴낸곳 ㈜북핀
등록 제2021-000086호(2021. 11. 9)
주소 경기도 부천시 조마루로385번길 92
전화 032-240-6110 / 팩스 02-6969-9737

ISBN 979-11-91443-42-4 13650
값 10,000원

이 책은 저작권법에 따라 보호받는 저작물이므로 무단전재와 무단복제를 금합니다.
파본이나 잘못 만들어진 책은 구입하신 서점에서 바꾸어 드립니다.

Copyright ⓒ 2025 by WG Contents Group
All rights reserved. No part of this publication may be reproduced, stored in a retrieval system, or transmitted in any form or by any means, without the prior written permission of the publishers.

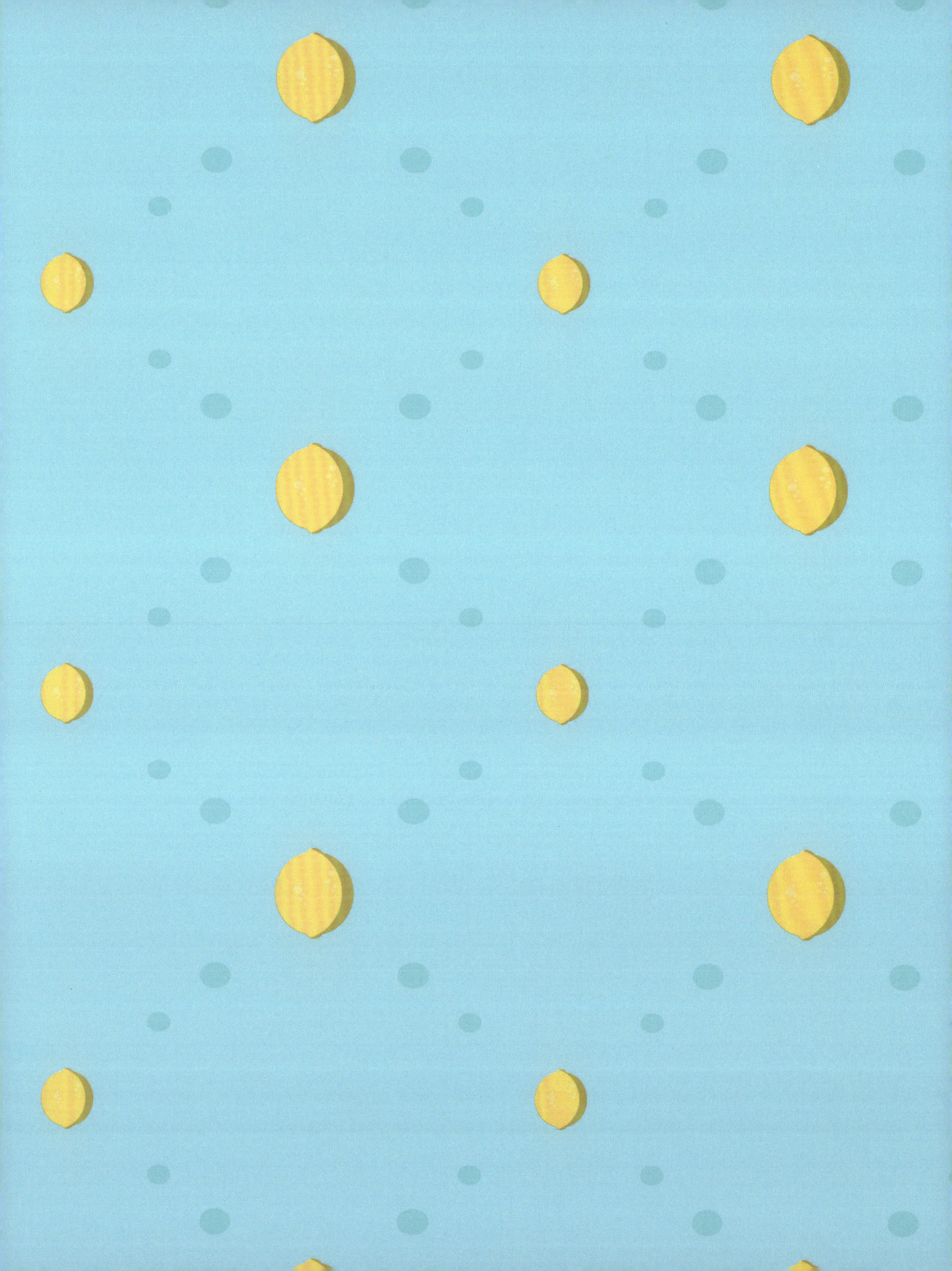

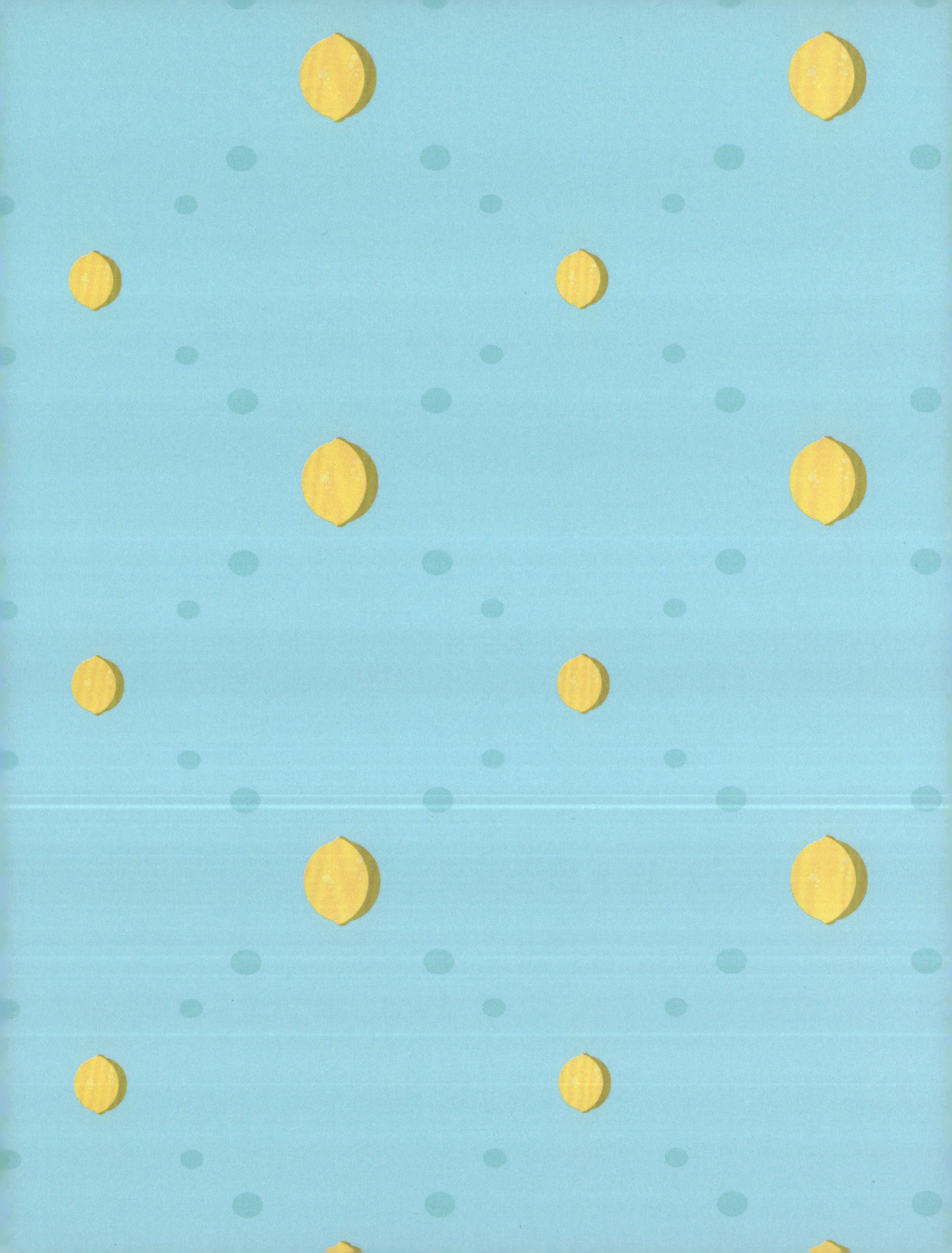